高等职业教育新型活页式教材

老年健康管理实务

于海静　初晓艺　林　彬　主编

化学工业出版社

·北京·

内容简介

本书共三个工作领域,包括健康体检、老年常见慢性病的健康管理、老年人常见心理问题及健康管理。本书的特色为内容选取的适用性、可操作性,便于学习者实践。同时吸纳新技术、新观点、新进展,参考最新的疾病指南,以保证内容的准确性。教材编写委员会研究并确定的【任务导入】→【任务目标】→【任务分析】→【任务实施】→【任务评价】的编写结构及体例,体现了知识和能力循序渐进、不断提升的学习规律,符合学习者自主学习的思维逻辑。

本书的主要读者对象为医疗机构、养老机构、社区等从事健康管理工作的工作者和相关专业的学生以及有健康管理需求的人群。

图书在版编目(CIP)数据

老年健康管理实务 / 于海静,初晓艺,林彬主编. —北京:化学工业出版社,2021.11(2024.1重印)
ISBN 978-7-122-39839-0

Ⅰ.①老… Ⅱ.①于…②初…③林… Ⅲ.①老年人 – 保健 – 高等职业教育 – 教材 Ⅳ.①R161.7

中国版本图书馆 CIP 数据核字(2021)第 175095 号

责任编辑:蔡洪伟　旷英姿
责任校对:宋　夏
装帧设计:关　飞

出版发行:化学工业出版社(北京市东城区青年湖南街13号　邮政编码100011)
印　　装:中煤(北京)印务有限公司
787mm×1092mm　1/16　印张14¼　字数289千字
2024年1月北京第1版第3次印刷

购书咨询:010-64518888
售后服务:010-64518899
网　　址:http://www.cip.com.cn
凡购买本书,如有缺损质量问题,本社销售中心负责调换。

定　　价:59.80元

编写人员名单

主 编

于海静（山东药品食品职业学院）

初晓艺（山东药品食品职业学院）

林 彬（山东药品食品职业学院）

副主编

李 炜（山东药品食品职业学院）

王丽丽（山东药品食品职业学院）

参 编

周 楠（山东药品食品职业学院）

刘文君（山东药品食品职业学院）

李蔚林（山东药品食品职业学院）

林 荣（北华博鳌体育投资有限公司）

前言

人口老龄化是社会发展的重要趋势，是今后较长一段时期我国的基本国情。中国疾病预防控制中心研究者发表的调查数据显示，我国60岁及以上老年人群中，75.8%的人被一种或多种慢性病困扰，一人身患多种慢性病现象严重。

慢性病已成为我国老年人群疾病负担的主要原因。慢性病由于病程长、病情迁延不愈，给患者生理和心理造成很大伤害，给家庭造成了巨大的经济负担，严重影响着人的劳动能力和生活质量。但是慢性病是可防可控的，通过开展老年人的健康管理，可以预防慢性病发生的危险因素，降低慢性病发病率，延缓并发症发生，提高老年人生活质量。

《老年健康管理实务》旨在帮助学习者认识健康管理的意义，掌握老年健康管理的基础知识，能运用基本技能独立完成职业信息收集、健康指导、实施干预方案，监测干预效果和常见慢性病的健康管理等常规工作。

编者

2021年8月

二维码资源目录

工作领域一

健康体检

项目一

健康体检项目

李奶奶，62岁，日常独自看护两岁的孙女，生活琐事较多，睡眠不充足，母亲及外婆均有乳腺癌病史。

【项目导读】

项目重点介绍健康体检项目，能够帮助老年人制订个性化体检套餐。

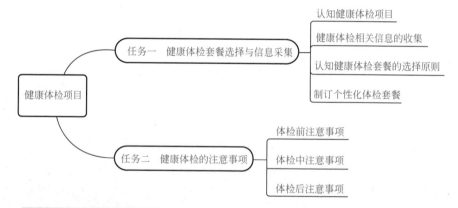

【项目学习目标】

能够正确地认知健康体检项目。
能够对受检人进行健康体检相关信息的收集。
能够熟知健康体检套餐的选择原则。
能够帮助老年人制订个性化体检套餐。

【项目实施】

该项目共有两个任务。学生通过该项目的学习，达到帮助老年人制订个性化体检套餐的目的。

任务一
健康体检套餐选择与信息采集

【任务导入】▶▶▶

请完成案例中李奶奶的健康体检相关信息的收集并为其制订个性化体检套餐。

【任务目标】▶▶▶

能正确地为案例中的李奶奶制订个性化体检套餐。

【任务分析】▶▶▶

健康体检套餐选择与信息采集主要包括认知健康体检项目、健康体检相关信息的收集、熟知健康体检套餐的选择原则、制订个性化体检套餐。

【任务实施】▶▶▶

步骤一 认知健康体检项目

2014 年，中华医学会健康管理学分会、中华健康管理学杂志共同发布了《健康体检基本项目专家共识》，该共识是我国健康管理（体检）机构开展体检服务的基本参考依据，将健康体检基本项目采用"1+X"的体系框架，分为"1"必选项目和"X"备选项目。

1. 必选检查项目的主要内容

必选检查项目包括健康体检自测问卷、体格检查、实验室检查、辅助检查、体检报告首页等五个部分，如表 1-1-1 所示。

表 1-1-1　健康体检必选检查项目

一级目录	二级目录	主要检查项目
健康体检自测问卷		健康史、躯体症状、生活习惯、精神压力、睡眠健康、健康素养等
体格检查	一般检查	身高、体重、腰围、臀围、血压、脉搏
	物理检查	①内科：心、肝、脾、肺、肾。 ②外科：浅表淋巴结、甲状腺、乳腺、脊柱四肢关节、肛门、外生殖器（男性）。 ③眼科检查：视力、辨色力、内眼、外眼、眼压。

一级目录	二级目录	主要检查项目
体格检查	物理检查	④耳鼻咽喉科：外耳道、鼓膜、听力、鼻腔、鼻窦、咽喉。 ⑤口腔科：口腔黏膜、牙齿、牙龈、颞颌关节、腮腺。 ⑥妇科：外阴、内诊
实验室检查	常规检查	①血常规：白细胞计数、红细胞计数、血红蛋白、血小板计数。 ②尿液分析：尿蛋白、尿潜血、尿红细胞、尿白细胞、尿比重、亚硝酸。 ③便常规＋潜血
	生化检查	①肝功能：谷草转氨酶、谷丙转氨酶、总胆红素。 ②肾功能：血尿素氮、血肌酐。 ③血脂：总胆固醇、甘油三酯、低密度脂蛋白胆固醇、高密度脂蛋白胆固醇。 ④血糖：空腹血糖。 ⑤血尿酸等
	细胞学检查	妇科病理学检查
辅助检查	心电图检查	心率及心电图异常结论
	X线检查	胸片：肺部、心脏、胸廓、纵膈、膈肌
	超声检查	腹部超声：肝、胆、胰、脾、肾
体检报告首页		健康自测问卷、体格检查、实验室检查及辅助检查结果摘要

1. 健康体检自测问卷

2. 健康体检报告首页

2. 备选检查项目的主要内容

备选检查项目的主要内容如表 1-1-2 所示。

表 1-1-2　健康体检备选检查项目

一级目录	二级目录	主要检查内容
心脑血管疾病风险筛选	高血压风险筛选（20岁以上）	①早发高血压家族史、吸烟史、饮酒史、高盐饮食、长期精神紧张、头昏、眩晕等。诊室血压（连续 3 次）、动态血压监测、脉搏波传导速度（PWV）、踝臂指数（ABI）、心电图、血管超声、胸部 X 线片、眼底血管照相。 ②空腹血糖、血脂四项、同型半胱氨酸、超敏 C 反应蛋白、肾素等
	冠心病风险筛查（40岁以上）	①冠心病病史及早发家族史、心前区疼痛、压迫感及胸部不适等。 ②血压、PWV、ABI、血管内皮功能（FMD）检查、超声心电图、颈动脉超声、动态心电图、心电图运动试验、螺旋 CT 断层扫描冠脉成像（CTA）。 ③空腹血糖、血脂四项、载脂蛋白 a、载脂蛋白 b、脂蛋白（a）、血清乳酸脱氢酶及其同工酶、血清肌酸激酶及同工酶、肌红蛋白、肌钙蛋白 I、血肌酐、尿微量白蛋白、超敏 C 反应蛋白、白介素-6、肿瘤坏死因子、纤维蛋白原、同型半胱氨酸等

一级目录	二级目录	主要检查内容
心脑血管疾病风险	脑卒中风险筛查（40岁以上）	①高血压、慢性心房颤动、扩张型心肌病、风湿性心脏病病史及早发家族史、头痛、头昏、眩晕及短暂性脑缺血发作（TIA）等。 ②血压及动态血压检查、PWV、ABI、FMD、心脏彩色超声、颈动脉超声、经颅多普勒（TCD）、眼底血管照相、头颅CT。 ③空腹血糖、血脂（同冠心病）、血肌酐、尿微量白蛋白、血黏度监测、血小板聚焦、超敏C反应蛋白、纤维蛋白原、同型半胱氨酸等
	外周血管病风险筛查（50岁以上）	①高血压或脑卒中家族史，高血压、脑卒中、心房颤动、颈动脉狭窄、腹主动脉瘤等病史，头痛、头晕、乏力、下肢水肿及跛行等。 ②血压及四肢血压测量，足背动脉触诊，颈部、腹部听诊（血管杂音），血管超声，PWV，ABI，FBD。 ③空腹血糖、血脂（同冠心病）、血肌酐、尿微量白蛋白、超敏C反应蛋白、纤维蛋白原、同型半胱氨酸等
2型糖尿病风险筛查（35岁以上）	空腹血糖受损（IFC）、糖耐量异常（ICT）、糖调节受损（IFC+ICT）	①出生体重，糖尿病家族史，妊娠糖尿病、高血压、冠心病史、血糖及血脂异常史、饮食与运动情况，口渴、多饮、多尿、多食、体重下降、倦怠乏力等。 ②体重指数、腰围与腰臀比、脂肪率、血压、PWV、ABI、FMD。 ③空腹血糖、餐后2h血糖、口服葡萄糖耐量试验（OGTT）、糖化血红蛋白、糖化白蛋白、血脂（同冠心病）、尿糖、尿酮体、尿微量白蛋白、胰岛素、C肽、超敏C反应蛋白、同型半胱氨酸
慢性阻塞性肺疾病（COPD）风险筛查（50岁以上，吸烟者40岁以上）		①吸烟史、慢性支气管炎、哮喘病史、慢性咳嗽、咳痰、气短、喘息、胸闷等。肺功能检查、肺部X线检查、肺部CT检查。 ②红细胞沉降率（简称血沉）、白细胞、红细胞、血细胞比容等
慢性肾病（CKD）风险筛查（40岁以上）		①肾脏疾病家族史，慢性肾炎及蛋白尿、高血压、糖尿病病史等，眼睑水肿、血尿、尿少、疲乏、厌食、恶心、呕吐等。 ②血压、肾脏超声检查。 ③血肌酐、尿微量白蛋白
恶性肿瘤风险筛查	肺癌（50岁以上）	①肺癌家族史、吸烟史、咳嗽、胸痛、痰中带血、长期低热等。 ②肺部低剂量CT，肿瘤标志物：NSE、CYFRA21-1、CEA、SCC
	乳腺癌（35岁以上女性）	①乳腺癌家族史、乳腺疾病史、婚育史、月经史、乳房胀痛（与月经周期无关）、乳头异常分泌物等。 ②乳腺超声检查、乳腺钼钯检查，肿瘤标志物：CA-153、CA-125、CEA

一级目录	二级目录	主要检查内容
恶性肿瘤风险筛查	宫颈癌（21岁以上女性）	宫颈癌家族史、月经史、生育史、不洁性生活史，白带异常、阴道出血等宫颈超薄细胞学检查（TCT）、人乳头瘤病毒测试（HPV），肿瘤标志物：SCC、CEA
	直结肠癌（50岁以上）	直结肠癌家族史，慢性结肠炎及肠息肉病史，下腹痛、便血、黏液便、大便频次等。肛门指检、大便潜血、结肠镜、气钡双重造影，肿瘤标志物：CEA、CA-199、CA-242
	胃癌（50岁以上）	胃癌家族史，胃溃疡、胃肠息肉病史等，腹痛、腹泻、消瘦、柏油便等。胃镜检查、气钡双重造影、幽门螺旋杆菌检查（HP）、胃蛋白酶原及胃泌素测定等，肿瘤标志物：CA72-4、CEA
	前列腺癌（45岁以上男性）	前列腺癌家族史，慢性炎症史，反复尿频、尿急及血尿等。前列腺触诊检查、前列腺超声检查，肿瘤标志物：PSA、FPSA
其他项目		体适能检测、骨密度检测、心理测评、中医体质辨识、功能医学检测等

步骤二　健康体检相关信息的收集

主要途径有面对面访谈、问卷调查、音（视）频对话交流等方式。其中，通过中华医学会健康管理学分会在《中华健康管理学杂志》发表的"健康体检基本项目专家共识"中推荐的自测问卷可以快速、便捷、高效、全面地获取受检者健康信息。

 做一做

请以小组为单位完成李奶奶健康体检相关信息的收集。

步骤三　认知健康体检套餐的选择原则

合理的体检套餐能够真实反映客户身体状况。健康体检一般应根据年龄、性别、个人既往的健康状况及家族遗传病史、近况、生活方式等综合因素考虑。

（1）必选检查项目不可少。

（2）个人健康体检相关信息作参考，如表1-1-3所示。

表1-1-3　不同人群与体检检查项目的关系

人群	体检检查项目
青少年	①针对生长发育的一些指标，如身高、体重、血压、肺活量、肺功能、视力、色觉等。 ②腹部B超检查。 ③肝、肾功能情况和有无感染乙型肝炎病毒

人群	体检检查项目
30岁以下的年轻人	如无特殊情况，只需做必选检查项目
工作压力大的人群	适当增加有关检查项目，如心理压力测定
成年女性	①每年必须进行乳房、卵巢及子宫的检查。 ②已婚女性每年做一次常规妇科检查
40岁以上的男性	定期检查前列腺，包括肛门指检及血清前列腺特异性抗原（PSA）测定
老年人	在基础项目外，增加心脑血管病、糖尿病的早期筛查，如颈动脉超声、餐后血糖，以及包括各种早期肿瘤标志物在内的相关检查
有家族史的人群	有针对性地增加相关检查项目，如选择肿瘤筛查和基因检测
有慢性疾病的人群	全面彻底的专科检查
特殊行业人群	增加亚健康检查项目，如微量元素、毒性元素测定等

步骤四　制订个性化体检套餐

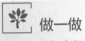 做一做

请为李奶奶选择健康体检项目并制订个性化体检套餐。

（1）必选检查项目。

（2）有乳腺癌家族史，应做备选检查项目中的乳腺癌（35岁以上女性）检查项目，如乳腺超声检查，乳腺钼钯检查，肿瘤标志物（CA-153、CA-125、CEA）检查。

（3）生活压力较大且为已婚女性，建议每年做一次常规妇科检查。

（4）62岁老年人，建议增加心脑血管病、糖尿病的早期筛查，如颈动脉超声、餐后血糖，以及包括各种早期肿瘤标志物在内的相关检查。

【任务评价】▶▶▶

任务考核评价表

班级：		姓名：	学号：	
序号	考核项目内容	考核标准	成绩	备注
1	能正确回答健康体检套餐选择与信息采集内容包括哪些	回答问题能抓住要点、重点，答题准确，描述清晰，表达流利	50%	
2	动手操作能力	完成任务中的动手任务	40%	
3	团队协作能力	互帮互学，共同完成任务，方法得当，交流及时，提问到位	10%	

任务二
健康体检的注意事项

【任务导入】▶▶▶

在为李奶奶制订个性化体检套餐后，体检需要注意什么呢？

【任务目标】▶▶▶

能熟知健康体检的注意事项。

【任务分析】▶▶▶

健康体检的注意事项包括体检前、中、后的注意事项。

【任务实施】▶▶▶

步骤一 体检前注意事项

1.正常饮食，注意休息

（1）体检前 3 日内保持正常饮食。

（2）体检前 2 日不宜做剧烈运动。

（3）体检前 1 日忌辛辣、油腻、高蛋白高脂饮食，禁止饮用酒类、咖啡、茶、可乐等。应及早休息，避免疲劳。

2.按体检项目要求空腹

（1）体检当日禁食、水。

（2）体检前需禁食至少 8h，但空腹时间并不是越长越好，否则将影响血糖、血脂、肝功能及肝、胆、脾 B 超的检查结果。

（3）血脂检查要求空腹 12 ～ 14 h。

3.提供准确的个人信息和健康相关资料

4.遵照医嘱用药

体检前不要服用非必需药物，也不要贸然停用常用药物。

5.注意日常饮食对体检结果的影响

（1）含碘高的食物（深海鱼油、藻类、海带、海蜇皮等）可能影响甲状腺功能检测结果。

（2）含嘌呤类的食物（动物内脏、海鲜类食品等）可能影响血尿酸检测结果。

（3）动物血液制品可能造成大便潜血试验阳性。

（4）含糖过高的食品可能影响血糖、尿糖的检测结果。

6. 体检当日着装

应着轻便服装和低跟软底鞋，请勿佩戴金属饰品及有金属框架的文胸，不穿带有金属纽扣的衣物及紧身衣、连衣裙和连裤袜。戴有隐形眼镜者应改为外戴眼镜。

步骤二 体检注意事项

1. 精神放松，体检前不要化妆

精神放松，避免因为紧张而影响体检结果。为避免医师对面容、皮肤和黏膜等外观肤色的判断的影响，不要化妆。

2. 空腹项目先做，基本信息先查

（1）先做要求空腹检查的项目，如采血、空腹彩色多普勒超声等。空腹血的采集一般要求在早上 7：30 ～ 8：30 完成，最迟不要超过 9：00。

（2）内科检查前要先测血压、身高、体重，为内科体检提供参考依据。

3. 采集尿常规标本

（1）留取尿液标本时，应保持外阴清洁并采集中段尿液。

（2）女性最好于月经结束 3 日以后，再做尿液检查及妇科常规体检。

4. 测血压及心电图

测血压前及心电图时应适当休息，保持心境平和。如体检时所测血压与平时不符，应休息后多测几次取平均值。

5. 腹部超声检查

（1）检查前应憋尿，尤其是超声检查男性的膀胱、前列腺，检查女性的子宫及附件。

（2）体检当日最好不排晨尿，一般检查顺序是先做腹部超声检查，然后再留验尿液标本。

6. 不随意舍弃体检项目

7. 注意防护，确保安全

（1）处于备孕期（拟在半年内怀孕）的夫妇、已怀孕的女士，应及时告知医师，体检时不要做 X 线检查、骨密度检查。

（2）静脉采血时要放松心情，有晕血史的受检者要提前告知采血人员。

（3）抽血后立即压迫针孔 5min，按压时不要揉搓局部皮肤；静脉抽血后如出现针孔附近皮肤小片青紫，可在 24h 后进行局部热敷。

8. 密切配合医师，准确提供病史

9. 受检时注意保管好个人贵重物品

10. 其他注意事项

（1）妇科检查以及宫颈癌筛查时要避开经期，检查前 24h 阴道不上药、不冲洗，不过性生活。

（2）经颅多普勒检查要求停用对脑血管有影响的药物 3 日以上，受检者在检查前 1 日应洗头，以满足设备对清洁皮肤的要求。

步骤三 体检后注意事项

1. 妥善保存体检结果

2. 养成良好的生活、饮食、行为习惯

（1）如果体检结果反映身体状况良好，则应继续保持良好的生活习惯。

（2）如果体检结果反映健康状况存在问题，则应根据体检结论和体检机构的建议，积极改变不良的生活方式，努力做好健康维护和自我保健，预防疾病的发生及发展。

3. 及时治疗，定期复查

如检出疾病或体检结果异常有待确定诊断的，应按要求做好定期复查，或及时到相关专科科室就医，明确诊断疾病，接受及时、规范的治疗。

 做一做

李奶奶体检时的注意事项有哪些？

【任务评价】▶▶▶

任务考核评价表

班级：		姓名：	学号：	
序号	考核项目内容	考核标准	成绩	备注
1	能正确地回答健康体检的注意事项有哪些	回答问题能抓住要点、重点，答题准确，描述清晰，表达流利	30%	
2	动手操作能力	完成任务中的动手任务	40%	
3	团队协作能力	互帮互学，共同完成任务，方法得当，交流及时，提问到位	10%	
4	职业素养	团队意识、服务意识强，文明沟通	10%	
5	日常考核	按时签到，精力集中	10%	

（周 楠）

项目二
常用体格测量方法

【案例】

　　王爷爷，64岁，平时很少活动，爱喝酒，患有高血压十余年，平时血压维持在160/90mmHg左右。

【项目导读】

　　体格测量是健康评估的重要组成部分，本项目重点介绍常用易操作的腰围、体重、血压测量的测量方法，学生通过这部分内容的学习，能够掌握基本的测量方法并对测量结果初步分析。

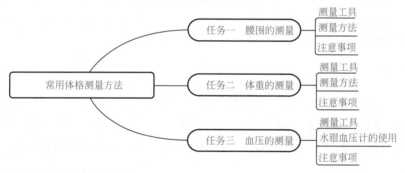

【项目学习目标】

　　能够对受检者进行准确的体格测量。
　　能够对受检者的健康风险进行评估。
　　能够对受检者测量结果进行初步的分析指导。

【项目实施】

　　该项目共有三个任务，学生通过该项目的学习，达到能够对受检者实施基本的体格测量的目的。

任务一　腰围的测量

【任务导入】▶▶▶

为了评估案例中王爷爷的健康状况，请为其进行腰围的测量。

【任务目标】▶▶▶

能正确地为案例中的王爷爷进行腰围测量。

【任务分析】▶▶▶

腰围的大小与腹内脂肪含量多少密切相关，对诊断向心性肥胖具有重要的意义。需要为王爷爷进行腰围的测量，以便诊断王爷爷是否为向心性肥胖。

【任务实施】▶▶▶

步骤一　选取测量工具

选取符合国家标准生产的没有弹性、最小刻度为 1mm 的软尺。使用前先用标准钢尺校对，确保误差每米不超过 0.2cm。

步骤二　测量方法

在受检者清晨未进食时进行测量，要求受检者自然站立，双脚分开 30cm 左右，双脚平分身体重量。把选好的软尺，放在第 12 肋骨下缘和髂前上棘连线的中点，沿水平方向围绕腹部一周，读数精确到 1mm，如 82.0cm。

 练一练：根据图片读出腰围

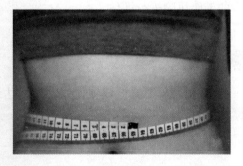

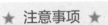

★ 注意事项 ★

（1）测量时，受检者处于相对隔离的环境，充分裸露被测部位。

（2）测量时，软尺要紧贴皮肤，不可过松或过紧（皮肤不产生明显的凹陷，软尺也不会滑落）。

（3）测量时，要求受检者自然呼吸，勿用力挺胸或收腹。

【任务评价】▶▶▶

3. 正常成人腰围判断标准表

任务考核评价表

班级：		姓名：	学号：	
序号	考核项目内容	考核标准	成绩	备注
1	能正确地回答测量方法	回答问题能抓住要点、重点，答题准确，描述清晰，表达流利	30%	
2	动手操作能力	完成任务中的动手任务	40%	
3	团队协作能力	互帮互学，共同完成任务，方法得当，交流及时，提问到位	10%	
4	职业素养	团队意识、服务意识强，文明沟通	10%	
5	日常考核	按时签到，精力集中	10%	

任务二 体重的测量

【任务导入】▶▶▶

为了评估案例中王爷爷的健康状况，请为其进行体重测量。

【任务目标】▶▶▶

能正确地为案例中的王爷爷进行体重测量。

【任务分析】▶▶▶

体重是反映一个人健康状况的重要标志之一，过胖和过瘦都不利于健康，可用身高和体重的关系来判断是否肥胖。

【任务实施】▶▶▶

步骤一 选取测量工具

采用符合国家标准生产的电子体重计或机械体重秤，不建议使用弹簧式体重秤，本任务讲解机械体重秤的使用。使用前应校对"0"点和准确性。

 读一读：准确性检测方法。

准确性检测方法：分别称备用 10kg、20kg、30kg 标准砝码，检查显示的读数与标准砝码差值是否在允许的误差范围内。

步骤二 测量方法

受检者测量前排空大小便，穿短衣短裤，赤足，站立在体重秤踏板的中央，保持身体平稳，读数稳定后读数并记录。记录数据以"kg"为单位，精确到 0.1kg，测量体重两次，两次测量结果误差不得超过 0.1kg。

> ★ 注意事项 ★
>
> （1）测量时，体重秤应放置在平坦地面上，每日使用前进行校正。
> （2）受检者应脱去鞋袜，尽量减少着装。
> （3）上、下体重秤时，动作要轻缓，严禁在秤上蹦跳，以免破坏体重传感器和发生意外。

（4）测量体重前，应让受检者排空大小便，不要大量喝水，也不要进行剧烈的体育活动和体力劳动。

 知识链接

1. 成人体重指数（BMI）

BMI 不仅是反映 18 岁以上人群营养状况的重要指标，而且是衡量人体胖瘦程度以及是否健康的标准。

BMI 的计算公式为：BMI= 体重（kg）/ [身高（m）]^2

BMI 的评价标准表

评价结果	WHO 成人标准 /（kg/m²）	中国成人标准 /（kg/m²）
体重过轻	＜ 18.5	＜ 18.5
正常范围	18.5 ～ 24.9	18.5 ～ 23.9
超重	25.0 ～ 29.9	24.0 ～ 27.9
肥胖	≥ 30	≥ 28

 练一练：某人身高为 1.8m，体重为 70kg，营养状况如何？

BMI=70/(1.8×1.8)=21.6（kg/m^2），BMI 指数为 18.5 ～ 23.9(kg/m^2) 属正常。

2. 标准体重的计算公式主要有 3 种

（1）标准体重 = 身高（m）× 身高（m）× 标准系数（女性20、男性22）。

（2）标准体重（kg）= 身高（cm）-105。

注意：上述计算方法只适用于成年人。对儿童、老年人或身高过低的人群并不适用。

（3）标准体重（kg）=[身高（cm）-100]×0.9

注意：这一公式的计算结果适合于亚洲人群。

【任务评价】▶▶▶

任务考核评价表

4. 标准体重评价标准

班级：		姓名：		学号：	
序号	考核项目内容	考核标准		成绩	备注
1	能正确地回答测量方法	回答问题能抓住要点、重点，答题准确，描述清晰，表达流利		30%	

班级：		姓名：		学号：	
序号	考核项目内容	考核标准	成绩	备注	
2	动手操作能力	完成任务中的动手任务	40%	
3	团队协作能力	互帮互学，共同完成任务，方法得当，交流及时，提问到位	10%	
4	职业素养	团队意识、服务意识强，文明沟通	10%	
5	日常考核	按时签到，精力集中	10%	

任务三　血压的测量

【任务导入】▶▶▶

为了评估案例中王爷爷的健康状况，请为其进行血压测量。

【任务目标】▶▶▶

能正确地为案例中的王爷爷进行血压测量。

【任务分析】▶▶▶

血压是重要的生命体征，血压高会加重慢性病的发展。案例中的王爷爷平时血压偏高，需要定期测量。

【任务实施】▶▶▶

步骤一　选取测量工具

血压计是测量血压的仪器，又称血压仪。血压计主要有听诊法血压计和示波法血压计。

听诊法血压计主要有：水银血压计（压力计）、弹簧表式血压计（光显血压计、液晶血压计等）。

示波法血压计的原理是获取在放气过程中产生的振荡波，通过一定的算法换算出血压值。绝大多数的电子血压计均是采用这个原理来设计的。电子血压计体积小，携带使用方便，根据测量部位不同分为臂式、腕式、手指式。血压以数字形式表达出来，其屏幕上部为收缩压，下部为舒张压，最下方有脉搏数，其优点是操作简便，读数直观，适合家庭使用。腕式及手指式的电子血压计误差较大，建议糖尿病、高血压、高脂血症患者等尽量选择臂式电子血压计。

临床上最常用的是水银血压计和电子血压计。现讲解水银血压计的使用。水银血压计包括三部分：气球、袖带、检压器，用于听诊法测量血压，必须配合听诊器，读出收缩压和舒张压。

步骤二　水银血压计的使用

（1）受检者在测量血压前 30min 禁止吸烟、饮咖啡，排空膀胱，至少安静休息 5min 以上，才能开始测量血压。

（2）受检者取坐位，最好坐靠背椅；裸露右上臂，肘部置于与心脏同一水平。特殊情况下，测量血压时可以取卧位或站立位，不论受检者体位如何，血压计应与心脏水平。

（3）使用大小合适的袖带，常用规格是宽 13～15cm，长 30～35cm 的气囊袖带，肥胖者或臂围大者应使用大规格袖带，儿童用较小袖带。

（4）将袖带贴缚在受检者上臂，松紧适宜，以能容纳两指为宜。袖带下缘应在肘横纹上 2.5cm。将听诊器的探头置于肘窝肱动脉搏动处。

（5）打开血压计开关，关闭放气口，手捏气球。测量时眼睛盯住水银柱，快速充气，使气囊内压力达到桡动脉搏动消失后，继续充气使水银柱再升高 20～30mmHg，然后以恒定速率（2～6mmHg/s）缓慢放气。获取舒张压读数后快速放气至零。

（6）在放气过程中仔细听取柯氏音，观察柯氏音第Ⅰ时相（第一音）与第Ⅴ时相（消失音）水银柱凸面的对应刻度。收缩压读数取柯氏音第Ⅰ时相（第一音），舒张压读数取柯氏音第Ⅴ时相（消失音）。

（7）应相隔 1～2min 重复测量，取两次读数的平均值并记录下来。如果收缩压或舒张压的两次读数相差 5mmHg 以上，应再次测量，取 3 次读数的平均值并记录下来。

 读一读

柯氏音的由来

Korotkoff 在 1905 年首先描述了用听诊器听到的血流冲击血管的声音，因此这种声音被称为柯氏音（Korotkoff sound）。当袖带里的压力从大于收缩压减小至大气压或零压力时，在袖带压迫下的动脉上听到的声音就是柯氏音。它们可以分为五时相，第Ⅰ时相开始于突然出现的微弱、清楚的拍打声或重击声，其强度逐渐增强。当声音变成低沉连续的嗖嗖声时，第Ⅰ时相结束第Ⅱ时相开始，依次进行。

5. 血压计的使用

★ 注意事项 ★

（1）选择水银血压计前先检查气囊、水银柱是否能正常使用。使用结束时，将血压计倾斜，使水银完全进入小槽内，关闭开关。

（2）心率较慢时放气速率也应放慢。

（3）袖带的大小适当，至少覆盖上臂的 2/3。

6. 测血压的注意事项

（4）老年人、糖尿病患者及出现体位性低血压情况者，应加测站立位血压。站立位血压应在卧位改为站立位后 1min 和 5min 时测量。

（5）12 岁以下儿童、妊娠妇女、严重贫血者、主动脉瓣关闭不全者以及柯氏音不消失者，以柯氏音第Ⅴ时相（消失音）定为舒张压读数。

7. 血压的波动性

（6）双上肢血压可能不同，首次就诊时应测量左、右上臂血压，以后通常固定测量血压较高一侧的上臂。

【任务评价】▶▶▶

任务考核评价表

班级：		姓名：	学号：	
序号	考核项目内容	考核标准	成绩	备注
1	能正确地使用常用的测量方法	回答问题能抓住要点、重点，答题准确，描述清晰，表达流利	30%	
2	动手操作能力	完成任务中的动手任务	40%	
3	团队协作能力	互帮互学，共同完成任务，方法得当，交流及时，提问到位	10%	
4	职业素养	团队意识、服务意识强，文明沟通	10%	
5	日常考核	按时签到，精力集中	10%	

（李蔚林）

工作领域二

老年常见慢性病的健康管理

项目一
糖尿病的健康管理

【案例】

王爷爷，64岁，身高170cm，体重85kg，退休在家。血压正常，空腹血糖8.6mmol/L，餐后2h血糖16.9mmol/L，糖化血红蛋白9%，尿糖++，高脂血症2年。从以上信息可以看出，该患者患有糖尿病，请对其进行健康管理。

【项目导读】

项目重点介绍糖尿病的健康管理，能够对糖尿病老年人群进行初步的健康指导。

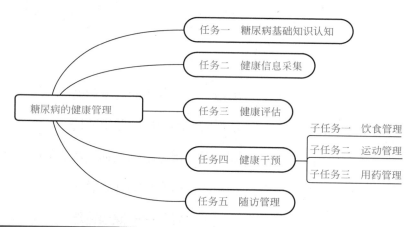

【项目学习目标】

能够对糖尿病进行健康监测。
能够对糖尿病的风险和并发症的风险进行评估。
能够正确地对糖尿病老年人群进行健康干预。

【项目实施】

该项目共有五个任务，学生通过该项目的学习，达到能够正确地对老年糖尿病人群实施健康管理的目的。

任务一
糖尿病基础知识认知

【任务导入】▶▶▶

要对案例中的王爷爷进行健康管理，首先需要完成糖尿病基础知识的学习，为后续的健康指导奠定基础。

【任务目标】▶▶▶

掌握糖尿病相关的理论知识。

【任务分析】▶▶▶

该任务分为五个步骤，包括认知糖尿病的定义、认知糖尿病的临床表现、认知糖尿病的流行病学、认知糖尿病的危险因素及风险评估、认知糖尿病的治疗原则。

【任务实施】▶▶▶

步骤一　认知糖尿病的定义

糖尿病是一组以由多种原因引起的胰岛素分泌缺陷和／或作用缺陷而导致以慢性血葡萄糖（即血糖）水平增高为特征的代谢疾病群。本病除糖类代谢紊乱外，尚有蛋白质、脂肪代谢紊乱。老年糖尿病是指年龄≥60岁（WHO界定年龄＞65岁）的糖尿病患者，包括60岁以前诊断和60岁以后诊断的糖尿病患者。国家统计局2020年2月28日公布的《中华人民共和国2019年国民经济和社会发展统计公报》数据显示，我国65岁及以上人口约1.76亿，占比为12.6%。

步骤二　认知糖尿病的临床表现

糖尿病临床表现为"三多一少"，即多尿、多饮、多食和体重减轻。但2型糖尿病患者症状往往不典型，有部分患者无任何症状。我国老年糖尿病的主要类型是2型糖尿病。老年期之前诊断为糖尿病的患者大多病程较长，慢性并发症常见。新诊断的老年糖尿病多起病缓慢，无症状或症状不明显。但诊断糖尿病时一般已存在多种并发症且比较严重。因此，老年糖尿病一经诊断，应该进行全面而细致的并发症筛查。老年糖尿病急性并发症临床症状不典型，常同时与其他疾病伴发，易误诊或漏诊。老年糖尿病患者对低血糖耐受性差，易出现无症状性低血糖及严重低血糖。反复低血糖发生会加重老年糖尿病患者的认知障碍，甚至诱发严重心脑血管事件。

> **步骤三** 认知糖尿病的流行病学

据世界卫生组织估计，至 2025 年全球糖尿病患者将达 3 亿人。国际糖尿病联盟（IDF）发布的第 8 版糖尿病地图指出，全球每 11 位成人中就有 1 位罹患糖尿病；每 2 位糖尿病患者，就有 1 位未确诊。预计到 2045 年，将会有近 7 亿糖尿病患者。中国糖尿病患者人数位列第一，约为 1.164 亿人。因此老年人是糖尿病防治的重点人群。2019 年的数据显示，中国年龄 ≥ 65 岁的老年糖尿病患者数约 3550 万，居世界首位，占全球老年糖尿病患者的 1/4，且呈现上升趋势。

> **步骤四** 认知糖尿病的危险因素及风险评估

糖尿病的病因极为复杂，至今未完全阐明。目前，研究认为遗传因素和环境因素共同参与糖尿病的发病过程。公认的 2 型糖尿病的危险因素主要有：①遗传因素，2 型糖尿病亲属中的患病率比非糖尿病亲属高 4～8 倍。②超重或肥胖，尤其是腹型肥胖，更容易引起胰岛素抵抗及代谢紊乱，被认为是代谢综合征的基础病变。③不良生活方式，高脂肪饮食是明确肯定的 2 型糖尿病的重要膳食危险因素。吸烟、饮酒等都与糖尿病发病有关。④静坐久卧、体力活动不足。⑤合并其他基础疾病，如高血压。⑥其他易患因素，如高龄、长期精神紧张，出生时为低体重儿等。

> **步骤五** 认知糖尿病的治疗原则

糖尿病治疗的近期目标是控制高血糖和相关代谢紊乱，以消除糖尿病临床症状和防止急性严重代谢紊乱，远期目标是预防和 / 或延缓糖尿病慢性并发症的发生和发展，维持健康身体和学习、劳动能力，提高老年人的生活质量，降低病死率和延长寿命。治疗原则主要包括糖尿病健康教育、饮食治疗、体育锻炼、口服降糖药及胰岛素治疗等。具体内容扫码观看。

8. 糖尿病的治疗

【任务评价】▶▶▶

任务考核评价表

班级：		姓名：	学号：
序号	考核项目内容	答案	
1	糖尿病的定义		

班级:		姓名:	学号:
序号	考核项目内容	答案	
2	糖尿病的临床表现		
3	糖尿病的危险因素		
4	糖尿病的流行病学		

任务二
健康信息采集

【任务导入】 ▶▶▶

请对案例中的王爷爷进行健康信息采集。

【任务目标】 ▶▶▶

能正确地为案例中的王爷爷采集相关信息。

【任务分析】 ▶▶▶

健康信息采集主要包括王爷爷的健康状况、既往史、家族史、生活习惯、体格检查、辅助检查、心理社会因素等。

【任务实施】 ▶▶▶

步骤一 采集王爷爷的一般状态

一般状况包括年龄、性别、文化程度、经济收入、婚姻状况等。

🌱 做一做

通过信息采集，收集到案例中的王爷爷 64 岁，高中文化，经济收入可，丧偶，目前独居。

步骤二 采集王爷爷的患病情况

主要包括病史、发病年龄、起病特点、饮食与运动习惯、营养状况、体重变化，是否接受过糖尿病健康教育，以往治疗方案和治疗效果，目前治疗情况及效果。

🌱 做一做

通过采集发现王爷爷既往糖尿病病史 2 年，退休在家，喜食油腻食品，平时运动较少，未曾接受过专业的糖尿病健康教育，现在服用二甲双胍治疗中，但血糖控制欠佳，空腹血糖 8.6mmol/L，餐后血糖 16.9mmol/L，糖化血红蛋白 9%。

步骤三 采集王爷爷有无糖尿病相关并发症及其发生频率、原因等，主要包括以下几点：

（1）糖尿病酮症酸中毒。

（2）低血糖。

（3）微血管并发症：糖尿病视网膜病变、糖尿病肾病、糖尿病神经病变。

（4）大血管并发症：心脑血管病、外周动脉疾病。

（5）合并其他疾病：如高血压、血脂紊乱、代谢综合征、高尿酸血症、心理问题等。

做一做

通过采集发现王爷爷目前合并高脂血症，暂未发现其他并发症。

步骤四 体格检查

体格检查包括身高、体重、BMI、腰围、臀围、血压、心率、心电图、眼底检查、甲状腺、下肢检查等。

试一试

通过检查并计算得出王爷爷的 BMI= 体重 / 身高 ^{2}=29.4kg/m^2，属于肥胖。腰围 90cm，腹型肥胖。心电图、下肢检查未见明显异常。眼底检查发现糖尿病视网膜病变Ⅲ期。

步骤五 实验室检查

主要检查 HbA1c、血脂四项、肝功能、尿微量白蛋白和尿肌酐。

9. 如何做心电图

做一做

通过检查发现王爷爷血脂高、尿微量白蛋白升高。

【任务评价】▶▶▶

任务考核评价表

班级：		姓名：		学号：	
序号	考核项目内容	考核标准		成绩	备注
1	能正确地回答糖尿病的健康监测内容包括哪些	回答问题能抓住要点、重点，答题准确，描述清晰，表达流利		30%	

班级：		姓名：		学号：	
序号	考核项目内容	考核标准		成绩	备注
2	动手操作能力	完成任务中的动手任务		40%	
3	团队协作能力	互帮互学，共同完成任务，方法得当，交流及时，提问到位		10%	
4	职业素养	团队意识、服务意识强，文明沟通		10%	
5	日常考核	按时签到，精力集中		10%	

任务三 健康评估

【任务导入】 ▶▶▶

请对案例中的王爷爷进行健康评估。

【任务目标】 ▶▶▶

能正确地为案例中的王爷爷进行相关评估。

【任务分析】 ▶▶▶

通过信息采集、体格检查及实验室检查结果，评估患者是否存在急危重症，有无并发症或其他系统严重疾病。《中国老年糖尿病诊疗指南（2021年版）》指出要对糖尿病老年人进行躯体情况、功能状态、心理健康和社会环境状况等的综合评估，评估方法主要使用量表法。

【任务实施】 ▶▶▶

常用的老年综合评估量表包括：中国老年人健康综合功能评价量表、老年健康功能多维评定量表和中国健康老年人标准评估量表，我们以其中老年人健康状态综合评估量表为例进行学习。根据评估结果将糖尿病老年人的健康状态分为"良好""中等"和"差"三个级别（表 2-1-1）。然后，再个性化制订糖尿病老年人的治疗、护理及康复策略。

表 2-1-1 老年健康状态综合评估

健康等级	老年糖尿病患者特点
良好	患者无共病或合并 ≤ 2 种除糖尿病外的慢性疾病（包括卒中、高血压、1～3 期肾脏病、骨关节炎等）和患者无 ADL 损伤，IADL 损伤数量 ≤ 1
中等	患者合并 ≥ 3 种除糖尿病外的慢性疾病（包括卒中、高血压、1～3 期肾脏病、骨关节炎等）和 / 或患者满足以下任意一项：①中度认知功能受损或早期痴呆；②IADL 损伤数量 ≥ 2
差	患者满足以下任意一项：①合并 ≥ 1 种治疗受限的慢性疾病（包括转移性恶性肿瘤、需氧疗的肺部疾病、需透析的终末期肾病、晚期心力衰竭）且预期寿命较短；②中、重度痴呆；③ADL 损伤数量 ≥ 2；④需长期护理

注：ADL，日常生活活动能力，包括如厕、进食、穿衣、梳洗、行走；IADL，工具性日常生活活动能力，包括打电话、购物、做饭、服药和财务管理，摘自中国老年糖尿病诊疗指南（2021年版）。

经过量表评估，王爷爷的健康等级为良好，基于此评估结果，制订老年糖尿病患者个体化干预策略。

【任务评价】 ▶▶▶

任务考核评价表

班级：		姓名：		学号：	
序号	考核项目内容	考核标准		成绩	备注
1	能正确地进行健康评估	评估项目准确		30%	
2	动手操作能力	完成任务中的动手任务		40%	
3	团队协作能力	互帮互学，共同完成任务，方法得当，交流及时，提问到位		10%	
4	职业素养	团队意识、服务意识强、文明沟通		10%	
5	日常考核	按时签到，精力集中		10%	

任务四　健康干预

糖尿病患者的健康干预主要包括三个子任务，分别为饮食管理、运动管理、用药管理。

子任务一　饮食管理

【任务导入】▶▶▶

案例中的王爷爷经过健康评估之后意识到自身糖尿病的严重性，需要饮食控制，但是却不知道哪些食物能吃，哪些食物不能吃，迫切想要了解如何科学进餐。请你为王爷爷制订一份科学健康的食谱。

【任务目标】▶▶▶

能正确地为案例中的王爷爷制订一份食谱。

【任务分析】▶▶▶

饮食管理是糖尿病的一项基础治疗措施，必须长期严格执行，推荐所有糖尿病老年人进行个体化的医学营养治疗，确定合理的总能量摄入，合理、均衡地分配各种营养物质，恢复并维持理想体重。

【任务实施】▶▶▶

> **步骤一**　确定标准体重

男性标准体重（kg）= 身高（cm）-105
女性标准体重（kg）=［身高（cm）-100］×0.9
体重指数（BMI）= 体重（kg）/［身高（m）］^{2}

　算一算：案例中王爷爷的标准体重、BMI
王爷爷的标准体重：170-105=65（kg）
王爷爷的BMI=85/1.7^2=29.4kg/m^2

> **步骤二**　判断患者体型

体型判断根据实际体重超过标准体重20%，属肥胖；低于20%，属消瘦。也可以根据体重指数来判断患者体型（表2-1-2）。王爷爷实际体重85kg，超过标准体重的30%，属肥胖。

表2-1-2　体重评价

体重指数	≥ 28kg/m²	24 ～ 27.9 kg/m²	18.5 ～ 23.9kg/m²	< 18.5kg/m²
评价定义	肥胖	超重	正常	消瘦

 步骤三　计算每日所需总热量

总能量（kcal）= 标准体重（kg）× 每千克理想体重所需热量（kcal/kg）

每日所需总热量和标准体重、体力劳动活动强度有关，年龄 > 60 岁时则总热量减少10%。不同劳动强度成人每日热能供给量见表2-1-3。

表2-1-3　不同劳动强度成人每日热能供给量（kcal/kg 标准体重）

劳动强度	消瘦 /（kcal/kg）	正常 /（kcal/kg）	肥胖 /（kcal/kg）
卧床休息	20 ～ 25	15 ～ 20	15
轻体力劳动	35	25 ～ 30	20 ～ 25
中等体力劳动	40	35	30
重体力劳动	40 ～ 45	40	35

注：1kcal=4.18kJ。

📄 **算一算**：王爷爷每日所需总热量

案例中王爷爷为轻体力劳动者，查表得知每日每千克热能供给量20 ～ 25kcal。

王爷爷每日所需总热量 =65kg×（20 ～ 25）kcal/kg×90%=1170 ～ 1462kcal。

 步骤四　计算食品交换份数

每日所需总热量 ÷90kcal= 食物交换份数

王爷爷每日所需的总热量换算成食品交换份 ≈ 13 ～ 16 份

🌐 **知识链接**：什么是食品交换份

将食物按照来源、性质分成几大类。按照每类食物的常用品种和常用量计算其所含的热量、蛋白质、脂肪和碳水化合物（糖类）。将计算所得作为该类食物每一交换份的营养成分。同类食物在一定重量内所含的蛋白质、脂肪、碳水化合物和热量相似，不同类食物间所提供的热量也是相同的。食品交换份易于达到膳食平衡，便于了解和控制总热量，做到食物多样化，利于灵活掌握。

步骤五　确定饮食结构

使用食品交换份法设计每日食谱。食品交换份法将食物分为四大类（细分八小类），每份食物所含热量大致相同，约90kcal，同类食物间可任意交换（见表2-1-4）。根据自己习惯和嗜好选择食物，粗细搭配，荤素搭配，合理安排膳食。

表 2-1-4　食品交换的四大类（八小类）内容和营养价值

组别	类别	每份重量/g	热量/kcal	蛋白质/g	脂肪/g	糖类/g	营养素
一、谷薯类	1. 谷薯类	25	90	2.0	—	20.0	糖类 膳食纤维
二、菜果组	2. 蔬菜类	500	90	5.0	—	17.0	无机盐 维生素
	3. 水果类	200	90	1.0	—	21.0	
三、肉蛋组	4. 大豆类	25	90	9.0	4.0	4.0	蛋白质
	5. 奶类	160	90	5.0	5.0	6.0	
	6. 蛋肉类	50	90	9.0	6.0	—	
四、油脂类	7. 硬果类	15	90	4.0	7.0	2.0	脂肪
	8. 油脂类	10	90	—	10.0	—	

步骤六　合理分配一日三餐

一日三餐最常见的分配方案是早餐1/5、午餐2/5，晚餐2/5或早、午、晚各占1/3的热量。

10. 膳食中三大营养素提供能量比例

 做一做：请为王爷爷制订膳食计划

（1）计算标准体重：170kg-105kg＝65（kg）

（2）判断患者体型：实际体重85kg，比标准体重超30%，属肥胖

（3）判断体力劳动程度：属轻体力劳动

（4）计算每日所需总热量：按照成人糖尿病热量供给标准表，每日应摄入热能标准为20～25kcal/kg，因此全天所需总热量：

65kg×（20～25）kcal/kg＝1300～1625kcal

再乘以90%＝1170～1462kcal 热量

（5）换算成食物交换份数＝（1170～1462)kcal÷90kcal≈13～16份。

（6）根据王爷爷的情况，我们按照1400kcal热量来给他制订食谱。

按照1/5、2/5、2/5或1/3、1/3、1/3的比例分配一日三餐。

11. 等值食物交换表

★ **注意事项** ★

　　为老年人计算营养供给量一定要结合其平时的食量、饮食习惯、心理特点等，全面考虑个体差异，不宜生搬硬套理论数据，定期观察老人体重变化，来衡量营养供给量是否合适。设计食谱要注意个别化、多样化和家庭化。综合考虑老年人的饮食习惯、经济条件及食物的市场供应情况。

【任务评价】▶▶▶

　　根据学习过的内容，自主练习为案例中的糖尿病患者选择一份个性化的食物，根据评价表完成自我评定。

　　该任务主要学习糖尿病老年人的营养需要，任务完成后，理论上主要考核学生对糖尿病饮食的认知程度。技能上重点考核是否能应用理论知识为糖尿病老年人制订合理的膳食。考核评价如下表所示。

任务考核评价表

班级：			姓名：	学号：	
序号	考核项目内容	考核标准		成绩	备注
1	糖尿病老年人的膳食指导	回答问题能抓住要点、重点，答题准确，描述清晰，表达流利		30%	
2	动手操作能力	完成任务导入中的案例指导		40%	
3	团队协作能力	互帮互学，共同完成任务，方法得当，交流及时，提问到位		10%	
4	职业素养	团队意识、服务意识强，文明沟通		10%	
5	日常考核	按时签到，精力集中		10%	

子任务二　运动管理

【任务导入】▶▶▶

案例中的王爷爷听医师说糖尿病患者需要运动，开始进行晨跑，跑步锻炼 2h 后出现头晕、目眩的低血糖症状，差点发生危险，事后王爷爷感到很困惑，到底应该如何科学运动呢？请你为王爷爷制订运动处方。

【任务目标】▶▶▶

能正确地为案例中的王爷爷制订一份运动处方。

【任务分析】▶▶▶

运动能增加糖代谢及提高人体对胰岛素的敏感性，有利于控制血糖。老年糖尿病患者可根据兴趣和条件选择不同的有氧运动方式。由于老年糖尿病患者因听力、视力、认知能力、自我管理能力下降，运动耐力下降，因此需要特别关注运动治疗的风险。运动时间、强度、频率等都要科学进行。

【任务实施】▶▶▶

老年糖尿病患者开始运动治疗前需要根据病史、家族史、体力活动水平以及相关的医学检查结果等进行运动风险评价，并通过心肺耐力、身体成分、肌肉力量和肌肉耐力、柔韧性以及平衡能力等多项测试对老年患者的运动能力进行评估，为运动治疗方案的制订提供依据。此外，老年患者常需要服用多种药物，应指导患者合理安排服药时间和运动时间的间隔，并评估运动对药物代谢的影响，避免运动相关低血糖、低血压等事件发生。

步骤一　运动形式的选择

糖尿病老年人不宜参加剧烈的比赛和剧烈的运动，而应进行有耐力的、持续缓慢消耗体力的运动，选择自己喜爱的运动，如快走、慢跑、跳舞、游泳、骑车、爬山以及各种球类运动。

步骤二　运动强度的选择

我们以运动时的脉率（次 /min）简易计算来评价运动强度。
合理水平：170- 年龄
不能超过：200- 年龄
自身感觉：周身发热、出汗，能说话但不能唱歌
所以建议王爷爷运动时的心率达到 170-64=106 次 /min。

12. 运动养生——八段锦

13. 不同运动所消耗的热量

步骤三 运动时间

可自 10min 开始，逐步延长至 30 ～ 40min，其中可穿插必要的间歇时间。运动累计时间一般以 20 ～ 30min 为宜，运动时间和运动强度共同决定了运动量，两者可协调配合。

步骤四 运动时间段的选择

通常于餐后 1 ～ 3h 活动为佳，避开药物作用高峰，以免发生低血糖。若必须在药物作用高峰时运动或体力劳动，应适当增加饮食，千万不要空腹运动。

步骤五 运动过程分为三步

（一）运动前的准备

与医生共同讨论目前的病情是否适合运动及应注意的问题。如何协调饮食治疗、运动治疗及药物治疗，以便血糖维持在适当水平。

（二）运动治疗方案

运动前准备——热身活动，5 ～ 10min，如步行、打太极拳、做保健操等。逐步增加运动强度，以使心血管适应，并提高关节、肌肉的活动效应。

运动锻炼：为低、中等强度的有氧运动，如步行、慢跑、游泳、跳绳等。

运动后放松活动：5 ～ 10min，如慢走、自我按摩等，可促进血液回流，防止突然停止运动造成的肢体淤血，回心血量下降，引起昏厥或心律失常。

（三）运动频度选择

每周锻炼 3 ～ 4 次为最适宜，若每次运动量较小，而身体条件又较好，每次运动后均不觉疲劳的患者，运动频率可为每天 1 次，运动锻炼不应间断，若运动间歇超过 3 ～ 4 日，则效果及蓄积作用将减弱。运动结束要放松，不要突然停止运动，做 5 ～ 10min 整理运动，逐渐使心率降至运动前水平，每次运动结束后应仔细检查双脚，若发现红肿、青紫、水疱、血疱、感染等，及时请专业人员协助处理。

★ 注意事项 ★

运动前全面体检：血糖，糖化血红蛋白，血压，心电图（运动试验），眼底，尿常规（尿微量白蛋白），足、关节及神经系统等。运动时间及运动强度相对固定，循序渐进。注射胰岛素的老年人，运动前应将胰岛素注射在腹部，最好在运动前和运动后各测一次血糖。运动中出现胸闷、胸痛，应停止运动，及时就诊。选择路面平整，空气新鲜时，最好与他人一起运动，防止意外。运动时选择合脚的运动鞋、棉袜，运动前、中、后注意饮水。随身携带糖果、饼干，以防止低血糖，随身携带糖尿病身份卡，运动后仔细检查双脚，发现红肿、青紫、水疱、血疱、感染，应及时处理。

 想一想：合并糖尿病足如何运动？

选择合适的鞋，每次运动前要注意检查鞋内有无异物，鞋内有无破损。运动后，要仔细检查足部有无红肿或受压的痕迹，如果有，说明鞋不合适。一旦发现有皮肤破溃，应及时到医院就诊。有足畸形或足肿胀时尤其要注意，决不能赤足或穿凉鞋运动，以散步为宜，不宜选择较剧烈的运动。

【任务评价】▶▶▶

任务考核评价表

班级：		姓名：	学号：	
序号	考核项目内容	考核标准	成绩	备注
1	糖尿病老年人的运动指导	全面准确为老人进行运动指导	30%	
2	动手操作能力	完成任务导入中的案例指导	40%	
3	团队协作能力	互帮互学，共同完成任务，方法得当，交流及时，提问到位	10%	
4	职业素养	团队意识、服务意识强，文明沟通	10%	
5	日常考核	按时签到，精力集中	10%	

子任务三　用药管理

【任务导入】▶▶▶

案例中的王爷爷血糖控制不佳，医师建议王爷爷使用胰岛素进行治疗，王爷爷很担心，害怕使用胰岛素会上瘾，请你为王爷爷进行用药指导。

【任务目标】▶▶▶

能正确地为案例中的王爷爷进行用药管理。

【任务分析】▶▶▶

完成该任务需要学会老年糖尿病的用药管理。

【任务实施】▶▶▶

老年2型糖尿病治疗原则与一般成人2型糖尿病相似，但应考虑老年人身体多病、多脏器功能低下的特点。控制血糖时注意避免低血糖的发生。因老年人对低血糖耐受性差，避免药源性低血糖的发生，要根据血糖的变化调整药物剂量，还要注意重复用药或遗漏用药的可能。

步骤一　老年人血糖控制目标的确定

不同老年人身体健康状况差异很大，因此血糖控制水平需要个体化。ADA指南推荐对老年糖尿病患者血糖目标制定及管理过程中，应结合医疗、心理、功能及社会因素等多个方面来综合考量。同时，应对老年糖尿病患者进行老年综合征的评估。

老年糖尿病治疗应关注预防低血糖。永远要把避免老年糖尿病患者出现低血糖放在第一位来关注。通过严格控制血糖减少老年糖尿病患者并发症的获益有限。因此，需权衡患者治疗方案的获益风险比，对健康状态差的老年糖尿病患者可适当放宽血糖控制目标，但又不因血糖过高而出现明显的糖尿病症状，不因血糖过高而增加感染风险，不因血糖过高而出现高血糖危象。

《中国老年糖尿病诊疗指南（2021年版）》给出老年人血糖控制目标的详细建议。根据老年糖尿病患者健康综合评估的结果和是否应用低血糖风险较高的药物两项指标，推荐患者血糖控制目标如表2-1-5。

表 2-1-5　老年糖尿病患者血糖控制目标

血糖监测指标	未使用低血糖风险较高药物			使用低血糖风险较高药物		
	良好	中等	差	良好	中等	差
HbA1c/%	< 7.5	< 8.0	< 8.5	7.0 ~ 7.5	7.5 ~ 8.0	8.0 ~ 8.5

血糖监测指标	未使用低血糖风险较高药物			使用低血糖风险较高药物		
	良好	中等	差	良好	中等	差
空腹或餐前血糖 /（mmol/L）	5.0～7.2	5.0～8.3	5.6～10.0	5.0～8.3	5.6～8.3	5.6～10.0
睡前血糖 /（mmol/L）	5.0～8.3	5.6～10.0	6.1～11.1	5.6～10.0	8.3～10.0	8.3～13.9

注：HbA1c 为糖化血红蛋白；低血糖风险较高的药物：如胰岛素、磺脲类药物、格列奈类药物等；HbA1c、空腹或餐前血糖及睡前血糖控制目标源于美国内分泌学会发布的《老年糖尿病治疗临床实践指南》。餐后血糖控制的目标暂无充分的临床证据或指南依据进行推荐，可根据 HbA1c 对应的餐后平均血糖水平（《糖尿病医学诊疗标准临床指南》）确定餐后血糖控制目标，即 HbA1c 6.50%～6.99%，对应血糖 9.1mmol/L，HbA1c 7.00%～7.49%，对应血糖 9.8mmol/L，HbA1c 7.50%～7.99%，对应血糖 10.5mmol/L，HbA1c 8.00%～8.50% 对应血糖 11.4mmol/L。

步骤二　老年糖尿病的治疗路径选择

糖尿病患者的降糖治疗是个复杂个体化的问题，需要遵循专业的内分泌科医师的建议进行规范用药。根据《中国老年糖尿病诊疗指南（2021 年版）》结合患者健康状态综合评估结果以及相应的血糖控制目标，经过生活方式干预后血糖仍不达标的老年 2 型糖尿病患者应尽早进行药物治疗。

药物治疗的原则包括：①优先选择低血糖风险较低的药物；②选择简便、依从性高的药物，降低多重用药风险；③权衡获益风险比，避免过度治疗；④关注肝肾功能、心脏功能、并发症及伴发病等因素。根据老年患者健康状态选择治疗药物，对于健康状态综合评估结果为良好和中等的老年患者可参照老年 2 型糖尿病患者非胰岛素治疗路径图与老年 2 型糖尿病患者胰岛素治疗路径图。

14. 老年 2 型糖尿病患者非胰岛素治疗路径图

15. 老年 2 型糖尿病患者胰岛素治疗路径图

 知识链接：胰岛素会上瘾吗？

注射胰岛素是治疗糖尿病的重要手段，很多糖尿病患者对胰岛素有认识误区，当告知糖尿病患者注射胰岛素治疗时，很多患者表现得很抗拒，他们的理由是打了胰岛素就会上瘾，形成类似毒品式的依赖。其实胰岛素是人体内正常存在的一种激素，注射胰岛素只是一种通过补充外源性胰岛素来控制血糖的临床治疗手段，当人体自身产生的胰岛素在口服药物的作用下已无法满足自身需要时，就需要注射胰岛素来控制血糖。糖尿病患者要对胰岛素以及其他治疗手段有一个良好的认知，并不会导致"上瘾"。

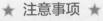 ★ 注意事项 ★

糖尿病是一种常见的慢性病。目前，临床上尚无根治该病的方法，该病患者需要终身接受治疗。由于老年糖尿病患者的身体机能下

降，对胰岛素或口服降糖药的敏感性较差，致使其血糖水平的波动幅度较大，因此其极易出现焦虑、抑郁等不良情绪，从而可影响其对治疗的依从性。有研究显示，对老年糖尿病患者进行心理干预，能改善其焦虑、抑郁等不良情绪，提高其对治疗的依从性。具体心理干预见老年心理管理相关章节内容。

【任务评价】▶▶▶

任务考核评价表

班级：		姓名：		学号：	
序号	考核项目内容	考核标准	成绩	备注
1	糖尿病老年人的用药指导	全面准确地为老人进行用药指导	30%	
2	动手操作能力	完成任务导入中的案例指导	40%	
3	团队协作能力	互帮互学，共同完成任务，方法得当，交流及时，提问到位	10%	
4	职业素养	团队意识、服务意识强，文明沟通	10%	
5	日常考核	按时签到，精力集中	10%	

任务五 随访管理

【任务导入】▶▶▶

好的计划只是成功的一半，糖尿病的健康管理还需要对糖尿病患者进行定期随访。定期规律系统的随访能确保医务工作者及时发现患者目前存在的或潜在的生活方式、血糖控制情况、心血管危险因素、糖尿病并发症或有关糖尿病的相关问题，所以需要根据患者实际情况采取上门、门诊、远程可视等方式进行随访。

【任务目标】▶▶▶

能正确地为案例中的王爷爷进行随访。

【任务分析】▶▶▶

该任务分成两个步骤进行随访管理。

【任务实施】▶▶▶

步骤一 制订计划

具体计划见表2-1-6。

表 2-1-6　糖尿病随访计划

随访内容	常规管理	强化管理
症状	1次/3个月	1次/2个月
身高、体重和BMI	1次/3个月	1次/2个月
生活方式指导	1次/3个月	1次/2个月
血压	1次/3个月	1次/2个月
空腹和餐后血糖	1次/月	至少1次/月
体格检查	1次/3个月	1次/2个月

步骤二 糖尿病合并症和并发症的评估

糖尿病合并症和并发症的评估见表2-1-7。

表 2-1-7 糖尿病并发症和合并症评估项目

检查项目	针对的并发症	针对的合并症	频率
身高、体重	—	肥胖	1 次 / 月
腰围	—	肥胖	1 次 / 月
血压	—	高血压	1 次 / 月
空腹血糖、餐后血糖	—	—	2 次 / 月
糖化血红蛋白	—	—	3 ～ 6 个月 / 一次
尿常规	糖尿病肾病	—	1 次 /6 个月
血脂	—	高脂血症	1 次 / 年
尿微量白蛋白 / 尿肌酐	糖尿病肾病	—	1 次 / 年
肝功能	—	肝功能异常	1 次 / 年
TSH	—	甲状腺功能异常	
心电图	心脏大血管并发症	—	1 次 / 年
视力及眼底检查	糖尿病视网膜病变	—	1 次 / 年
足部检查	糖尿病足	—	1 次 / 年
神经病变的相关检查	糖尿病周围神经病变	—	1 次 / 年

【任务评价】▶▶▶

任务考核评价表

班级:		姓名:	学号:	
序号	考核项目内容	考核标准	成绩	备注
1	糖尿病老年人的随访	全面准确地为老人进行随访项目选择	30%	
2	动手操作能力	完成任务导入中的案例指导	40%	
3	团队协作能力	互帮互学，共同完成任务，方法得当，交流及时，提问到位	10%	
4	职业素养	团队意识、服务意识强，文明沟通	10%	
5	日常考核	按时签到，精力集中	10%	

（于海静）

项目二

高血压的健康管理

【案例】

　　章爷爷，75岁，身高165cm，体重80kg，退休，既往高血压病史十年，最高血压180/110mmHg，平时服用卡托普利一日三次，一次一粒，血压控制在160～170/80～90mmHg。无糖尿病及心脏病史。空腹血糖6.1mmol/L，TC 7.0mmol/L、TG 1.6mmol/L、HDL 0.9mmol/L、LDL 4.2mmol/L。从以上信息可以看出，该患者患有高血压，请对其进行健康管理。

【项目导读】

　　项目重点介绍高血压的健康管理，能够对高血压人群进行初步的健康指导。

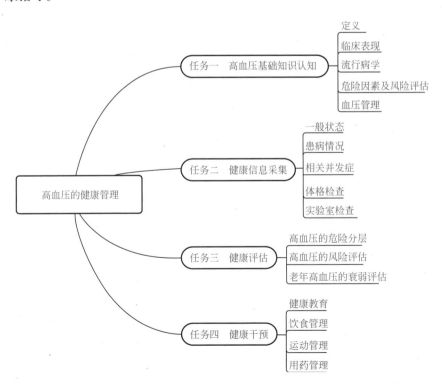

【项目学习目标】

能够正确地说出高血压的定义、临床表现、危险因素。
能够对高血压进行健康监测。
能够对高血压的风险和并发症的风险进行评估。
能够正确地对高血压人群进行健康干预。

【项目实施】

该项目共有四个任务，学生通过该项目的学习，达到能够对高血压人群实施正确的健康管理的目的。

任务一
高血压基础知识认知

【任务导入】▶▶▶

该部分主要是对章爷爷进行健康管理，首先需要完成高血压基础知识的学习，为后续的健康指导奠定基础。

【任务目标】▶▶▶

掌握高血压相关的理论知识。

【任务分析】▶▶▶

该任务分为五个步骤，包括认知高血压的定义、临床表现、流行病学、危险因素及风险评估、血压管理。

【任务实施】▶▶▶

步骤一 认知高血压的定义

高血压（hypertention）是以体循环动脉压（收缩压和/或舒张压）升高、周围小动脉阻力增高为主要表现，常伴有心、脑、肾等靶器官损害的慢性全身性临床心血管综合征。该病也是心脑血管疾病最常见的危险因素，临床上可分为原发性及继发性两大类。

老年高血压的诊断标准与一般人群相同，即年龄 ≥ 65 岁，在未使用降压药物的情况下，非同日 3 次测量血压，收缩压 ≥ 140mmHg 和/或舒张压 ≥ 90mmHg。曾明确诊断高血压且正在接受降压药物治疗的 ≥ 65 岁老年人，虽然血压 < 140/90mmHg，也应诊断为老年高血压。

步骤二 认知高血压的临床表现

原发性高血压通常起病缓慢，早期常无症状，缺乏特殊表现，部分患者可出现头晕、眩晕、疲劳等症状，但并非一定与血压水平相关。高血压后期由于血压持久升高可有心、脑、肾、血管等靶器官损害。主要包括左心室肥厚、心力衰竭、心绞痛、脑梗死、脑出血、高血压脑病、肾功能损害、视网膜渗出及出血和动脉瘤等。

老年高血压具有自己的特点，随年龄增长，由于大动脉弹性下降、动脉硬化、压力感受器反射敏感性和 β 肾上腺素能系统反应性降低等因素，老年人血压表现为容量负荷增多和血管外周阻力增加。

老年高血压患者常见收缩压升高和脉压增大。由于血压调节能力下降，老年人的血压水平容易受各种因素，如体位、进餐、情绪、季节或温度等影响，称为异常血压波动。最常见的为体位性低血压、餐后低血压和血压昼夜节律异常等。高龄老年高血压患者还常伴有多种危险因素和相关疾病，例如糖尿病、高脂血症、冠心病、肾功能不全和脑血管病。

步骤三　认知高血压的流行病学

我国老龄化现象比较严重。截至 2019 年底，65 周岁以上人口达到 1.76 亿，占全国总人口的 12.6%，已超出国际老龄化标准线 7%。根据《中国心血管病报告 2018》显示，我国 18 岁及以上居民的高血压患病率为 27.9%，高血压患病率随年龄增加而明显增高，65 岁及以上人群的高血压患病率超过 50%。在年龄 ≥ 80 岁的高龄老年人群中，高血压的患病率接近 90%。

心脑血管疾病是我国居民的第一位死亡原因，而高血压是心脑血管疾病发生和死亡的首位危险因素。根据中国疾病预防控制中心的研究报告，2017 年我国因高血压死亡人数达 254 万，约 69% 的脑卒中死亡、54% 的缺血性心脏病死亡、41% 的其他心血管病死亡及 43% 的慢性肾病死亡可归因于高血压。

近年来，我国高血压防控事业取得了令人瞩目的成绩。2015 年统计显示，老年高血压控制率为 18.2%，较 2002 年的 7.6% 有了显著提升。但是，这一控制率与"健康老龄化"的要求仍有较大差距，老年高血压防控仍然任重而道远。

当前我国高血压防治工作中主要存在两个比较突出的问题：① 50% 以上的人不知晓自己的血压水平；②高血压患者即使服药后，仍然有 60% 以上的患者血压控制不达标，即没有把血压降低到 140/90mmHg 以下。因此，迫切需要通过采取有效的干预措施来提高高血压知晓率，进而提高治疗率和控制率，实现对心脑血管疾病的有效预防。

步骤四　认知高血压的危险因素及风险评估

1. 高血压的危险因素

高血压危险因素包括遗传因素、年龄以及多种不良生活方式等多方面。

主要有以下几个方面：高钠、低钾膳食；超重和肥胖；过量饮酒，过量饮酒包括危险饮酒（男性 41 ～ 60g，女性 21 ～ 40g）和有害饮酒（男性 60g 以上，女性 40g 以上）；长期精神紧张；其他危险因素，包括年龄、高血压家族史、缺乏体力活动，以及糖尿病、血脂异常、大气污染等。

2. 高血压的风险评估

风险评估包括病史采集、体格检查、实验室检查、血压水平分级、心血管风险评估。

（1）病史采集：病史采集信息见表 2-2-1。

表 2-2-1 病史信息采集内容

病史采集	内容
病史	发病年龄,血压最高水平和一般水平,伴随症状,降压药使用情况及治疗反应
个人史	生活方式(饮食、饮酒、吸烟等),体力活动
既往史	了解有无冠心病、心力衰竭、脑血管病、外周血管病、糖尿病、痛风、血脂异常、支气管哮喘、睡眠呼吸暂停综合征、肾脏疾病、甲状腺疾病等疾病及治疗情况
家族史	有无高血压、糖尿病、冠心病、脑卒中及其发病年龄等家族史
社会心理因素	了解家庭、工作、个人心理、文化程度等情况

(2)体格检查:非同日 3 次测量血压,测量身高、体重、腰围、心率、心律。

(3)实验室检查

① 基本项目:血常规、尿常规、血生化(空腹血糖、血脂、血肌酐、血尿酸、血钾)、心电图。

② 推荐项目:餐后 2h 血糖(空腹血糖增高者)、糖化血红蛋白(合并糖尿病的患者)、尿蛋白定量(尿蛋白定性阳性者)、尿微量白蛋白或白蛋白 / 肌酐比、24h 动态血压、超声心动图、颈动脉超声、肾脏超声、X 线胸片、眼底检查、脉搏波传导速度、踝 - 臂指数。

③ 选择项目:怀疑继发性高血压患者以及有心血管并发症的患者,可根据病情需要进行进一步检查。

(4)血压水平分级:血压水平分级见表 2-2-2。

表 2-2-2 血压水平分级

类别	收缩压 /mmHg	舒张压 /mmHg
理想血压	< 120	< 80
正常高值	120 ～ 139	80 ～ 89
1 级高血压(轻度)	140 ～ 159	90 ～ 99
2 级高血压(中度)	160 ～ 179	100 ～ 109
3 级高血压(重度)	≥ 180	≥ 110
单纯收缩期高血压	≥ 140	< 90

(5)心血管风险评估

① 危险因素评估:危险因素评估的内容见表 2-2-3。

表 2-2-3　危险因素评价的内容

危险因素	内容
血压	血压（1～3级）
主要危险因素	吸烟或被动吸烟
	血脂异常（总胆固醇≥5.2mmol/L 或低密度脂蛋白胆固醇≥3.4mmol/L 或高密度脂蛋白胆固醇<1.0mmol/L）
	糖耐量受损（餐后2h血糖7.8～11.0mmol/L）和/或空腹血糖异常（6.1～6.9mmol/L）
	腹型肥胖（腰围：男性≥90cm，女性≥85cm）或肥胖（体重指数≥28 kg/m²）
	早发心血管病家族史（一级亲属发病年龄<50岁）等，其中高血压是目前最重要的心血管危险因素
其他危险因素	高钠低钾膳食、饮酒
	超重和肥胖，缺乏体力活动
	精神紧张
	早发停经（年龄<50岁）
	静息心率>80次/min
盐摄入量评估	24h尿钠>100mmol/L（相当于食盐摄入量>6.0g/d）

注：24h尿钠法，收集完整的24h尿样，测尿钠浓度，乘以总尿量即为24h尿钠排泄量，被公认为测定膳食钠的"金标准"。

②靶器官损害筛查：靶器官损害筛查指标见表2-2-4。

表 2-2-4　靶器官损害筛查指标

靶器官	指标
心脏	左心室肥厚（室间隔或左室后壁厚度≥11mm 或左心室质量指数，男性≥115g/m²，女性≥95g/m²）
血管	颈动脉内膜中层厚度增厚（≥0.9mm）或斑块，颈动脉-股动脉脉搏波传导速度≥12m/s，踝/臂指数<0.9
肾脏	肾小球滤过率降低[30～59mL/（min·1.73m²）]或血清肌酐轻度升高（男性115～133μmol/L，女性107～124μmol/L），微量白蛋白尿（30～300mg/24h 或白蛋白/肌酐比值30～300mg/g）

③伴发的相关临床疾病：心脏疾病（心肌梗死、心绞痛、充血性心力衰竭）、脑血管疾病（缺血性卒中、脑出血、短暂性脑缺血发作）、糖尿病、肾脏疾病（糖尿病肾病、肾功能受损）以及外周血管疾病。

对老年高血压患者进行评估整体危险度，有助于确定降压治疗时机、优化治疗方案以及心血管风险综合管理。因老年本身即是一种危险因素，故老年高血压患者至少属于心血管病的中危人群。

高血压患者的危险分层见表2-2-5。

表2-2-5 高血压患者的危险分层

其他危险因素和病史	血压水平		
	1 级	2 级	3 级
1～2 个危险因素	中危	中危	很高危
≥3 个危险因素或靶器官损害或糖尿病	高危	高危	很高危
并存临床情况	很高危	很高危	很高危

④ 高血压的风险评估：定量估算高血压患者心血管病风险具有重要的临床和防治意义。我国学者开发了适合我国人群疾病特点且方便临床使用的心血管病发病风险度评估方法和评估工具——"国人缺血性心血管病十年发病风险评估方法"，见表2-2-6。可以计算出某人十年缺血性心血管病发病的绝对危险值（%）。根据数值可分为：低度危险（缺血性心血管病十年发病危险＜10%）、中度危险（缺血性心血管病十年发病危险10%～20%）和高度危险（缺血性心血管病十年发病危险＞20%）。

16. 血压计的使用

表2-2-6 国人缺血性心血管病十年发病风险评估方法

男性

第一步：评分			
年龄/岁	得分	收缩压/mmHg	得分
35～39	0	＜120	～2
40～44	1	120～129	0
45～49	2	130～139	1
50～54	3	140～159	2
55～59	4	160～179	5
≥60 岁，每增加 5 岁得分加 1 分		≥180	8
体重指数/（kg/m²）	得分	总胆固醇/（mg/dL）	得分
<24	0	＜200(5.2mol/L)	0
24～27.9	1	200	1
≥28	2		
吸烟	得分	糖尿病	得分
否	0	否	0
是	2	是	1

第二步：计算总得分			
第三步：查绝对危险			
总分	10 年 ICVD 绝对危险 /%	总分	10 年 ICVD 绝对危险 /%
≤ -1	0.3	9	7.3
0	0.5	10	9.7
1	0.6	11	12.8
2	0.8	12	16.8
3	1.1	13	21.7
4	1.5	14	27.7
5	2.1	15	35.3
6	2.9	16	44.3
7	3.9	≥ 17	≥ 52.6
8	5.4		

第四步：与参考标准比较，求得相对危险		
10 年 ICVD 绝对危险参考标准		
年龄 / 岁	平均危险 /%	最低危险 /%
35 ～ 39	1	0.3
40 ～ 44	1.4	0.4
45 ～ 49	1.9	0.5
50 ～ 54	2.6	0.7
55 ～ 59	3.6	1

女性

第一步：评分			
年龄 / 岁	得分	收缩压 /mmHg	得分
35 ～ 39	0	＜ 120	～ 2
40 ～ 44	1	120 ～ 129	0
45 ～ 49	2	130 ～ 139	1
50 ～ 54	3	140 ～ 159	2
55 ～ 59	4	160 ～ 179	3
≥ 60 岁，每增加 5 岁得分加 1 分		≥ 180	4

体重指数 / （kg/m²）	得分	总胆固醇 / （mg/dL）	得分
＜ 24	0	＜ 200(5.2mol/L)	0
24 ～ 27.9	1	200	1
≥ 28	2		
吸烟	得分	糖尿病	得分
否	0	否	0
是	1	是	2

第二步：计算总得分

第三步：查绝对危险

总分	10 年 ICVD 绝对危险 /%	总分	10 年 ICVD 绝对危险 /%
−2	0.1	6	2.9
−1	0.2	7	3.9
0	0.2	8	5.4
1	0.2	9	7.3
2	0.3	10	9.7
3	0.5	11	12.8
4	1.5	12	16.8
5	2.1	≥ 13	21.7

第四步：与参考标准比较，求得相对危险

10 年 ICVD 绝对危险参考标准

年龄 / 岁	平均危险 /%	最低危险 /%
35 ～ 39	0.3	0.1
40 ～ 44	0.4	0.1
45 ～ 49	0.6	0.2
50 ～ 54	0.9	0.3
55 ～ 59	1.4	0.5

⑤ 老年高血压的衰弱评估：衰老是自然生理的变化过程，随着年龄增长，细胞、组织和器官进入衰退状态，机体自动清除衰老细胞；血管内

壁炎症、激化、僵硬；各种激素分泌下降，反射性引起内分泌紊乱，多脏器功能衰退，人体的生理储备功能减弱，引起一系列的综合征，即衰弱。衰弱是衰老的表现之一，随年龄增长其发生率显著升高。对于高龄高血压患者，推荐制订降压治疗方案前进行衰弱的评估，特别是近一年内非刻意节食情况下体质量下降＞5%或有跌倒风险的高龄老年高血压患者。衰弱的严重程度影响老年高血压患者药物治疗。衰弱筛查推荐采用国际老年营养和保健学会提出的FRAIL量表（表2-2-7），具备以下5条中≥3条被诊断为衰弱；＜3条为衰弱前期；0条为无衰弱。

了解老年高血压患者衰弱的患病情况，有利于基于老年的生理储备而不是简单地根据年龄来评估降压治疗的风险和获益，从中筛选出可以真正从降压治疗受益的老年患者，并有助于确定合适的血压控制目标，提高老年高血压管理水平。

表 2-2-7　FRAIL 量表

条目	询问方式
疲乏	过去4周内大部分时间或者所有时间感到疲乏
阻力增加/耐力减退	在不用任何辅助工具以及不用他人帮助的情况下，中途不休息爬一层楼梯有困难
自由活动下降	在不用任何辅助工具以及不用他人帮助的情况下，走完一个街区（100m）较困难
疾病情况	医生曾经告诉你存在≥5种如下疾病：高血压、糖尿病、急性心脏疾病发作、卒中、恶性肿瘤（微小皮肤癌除外）充血性心力衰竭、哮喘、关节炎、慢性肺病、肾脏疾病、心绞痛等
体质量下降	1年或更短时间内出现体质量下降≥5%

步骤五 认知老年高血压患者的血压管理

老年高血压患者的血压管理可以分为药物管理和非药物管理两部分。

（一）药物管理

1. 老年人降压药物应用的基本原则

（1）小剂量：初始治疗时通常采用较小的有效治疗剂量，并根据病情变化，逐步增加剂量。

（2）长效：优先选用一天一次，24h持续降压作用的长效药物，有效地控制夜间和清晨血压。

（3）联合：若单药治疗疗效不满意，可采用两种或多种低剂量降压药物联合治疗以增加降压效果，单片复方制剂有助于提高患者的依从性。

（4）适度：不推荐衰弱老年人和年龄≥80岁高龄老年人初始联合治疗。

（5）个体化：根据患者具体情况、耐受性、个人意愿和经济承受能力，选择适合患者的降压药物。

2. 推荐起始药物治疗的血压值和降压目标值

（1）年龄≥65岁，血压≥140/90mmHg，在生活方式干预的同时启动降压药物治疗，将血压降至小于140/90mmHg。

（2）年龄≥80岁，血压≥150/90mmHg，即启动降压药物治疗，首先应将血压降至小于150/90mmHg，若耐受性良好，则进一步将血压降至小于140/90mmHg。

（3）经评估确定为衰弱的高龄高血压患者，血压≥160/90mmHg，应考虑启动降压药物治疗，收缩压控制目标为小于150mmHg，但尽量不低于130mmHg。

（4）如果患者对降压治疗耐受性良好，不应停止降压治疗。

（二）非药物管理

1. 减少钠盐摄入，增加钾盐摄入

WHO建议每天食盐摄入<6g，而老年人在降低钠盐摄入的同时，增加钾盐摄入，可以起到降低血压的作用。钾盐丰富的食物主要有水果、蔬菜、粗粮、豆制品、鱼类等。

2. 减少脂肪及饱和脂肪酸，增加不饱和脂肪酸摄入

增加白色肉类摄入，减少红色肉类的摄入，更能有效地降低老年高血压患者的血压，促进患者健康。红色肉类包括猪肉、牛肉、羊肉等，其脂肪含量均较高；白色肉类包括鸡肉、鸭肉、鱼肉等，富含大量不饱和脂肪酸。

3. 增加膳食纤维摄入

膳食纤维主要存在于水果、蔬菜、杂粮中。

4. 戒烟限酒

彻底戒烟。适量饮酒的标准：男性每天酒精摄入量<25g，女性<15g，约折合白酒、葡萄酒（或米酒）或啤酒饮用量应分别<50mL、100mL、300mL。

5. 保持理想体质量

老年人将体重指数（BMI）控制在20.0～23.9kg/m²比较合理。

6. 规律运动

老年人进行适当的规律运动，每周不少于5天、每天不低于30 min的有氧体育锻炼，如步行、慢跑和游泳等。不推荐老年人剧烈运动。

7. 改善睡眠

睡眠的时程、质量与血压的升高和心血管疾病发生风险有关。保证充足睡眠并改善睡眠质量对提高生活质量、控制血压和减少心脑血管疾病并发症有重要的意义。

8. 注意保暖

老年人对寒冷的适应能力和对血压的调控能力差，常出现季节性血压波动现象。应保持室内温暖，经常通风换气；骤冷和大风低温时减少外出；适量增添衣物，避免血压大幅波动。

高血压患者管理工作流程如图2-2-1所示。

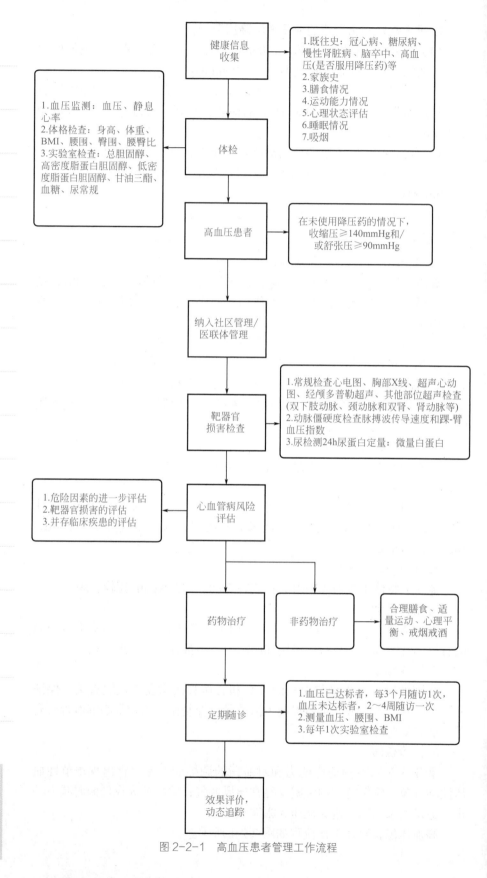

图 2-2-1　高血压患者管理工作流程

【任务评价】 ▶▶▶

任务考核评价表

班级：		姓名：	学号：
序号	考核项目内容	答案	
1	高血压定义		
2	高血压的临床表现		
3	高血压的危险因素		
4	高血压的流行病学		

任务二
健康信息采集

【任务导入】▶▶▶

请对案例中的章爷爷进行健康信息采集。

【任务目标】▶▶▶

能正确地为案例中的章爷爷采集相关信息。

【任务分析】▶▶▶

健康信息采集主要包括章爷爷的健康状况、既往史、家族史、生活习惯、体格检查、辅助检查等。

【任务实施】▶▶▶

步骤一 采集章爷爷的一般状况

一般状况包括年龄、性别、文化程度、经济收入、婚姻状况等。

🌿 **做一做**

通过信息采集，收集到案例中的章爷爷 75 岁，小学文化，有退休金每月 2000 元，配偶身体健康。

步骤二 采集章爷爷的患病情况

主要包括病史、发病年龄、起病特点、饮食与运动习惯、营养状况、体重变化，是否接受过高血压健康教育；以往治疗方案和治疗效果，目前治疗情况，并发症发生史、发生频率、严重程度和原因。

✏️ **试一试**

通过采集发现章爷爷既往高血压病史十年，退休在家，喜食咸菜、油腻食物，嗜酒，每天饮高度白酒 1 两。不吸烟。平时缺乏运动，家住一楼，每天仅在小区内打牌，不参加任何体育锻炼。未曾参加高血压健康教育，现在服用口服药物卡托普利一天三次，一次一粒治疗中，但经常漏服，认为头疼的时候才需要服药。很少主动监测血压，一般都是女儿给测量血

压，血压控制在160～170/80～90mmHg。这一年内感觉视力有所下降。否认冠心病、心力衰竭、脑血管病、外周血管病、糖尿病、痛风、血脂异常、支气管哮喘、睡眠呼吸暂停综合征、肾脏疾病、甲状腺疾病等疾病。母亲65岁时患高血压病；父亲50岁时患糖尿病。

步骤三　采集高血压相关并发症

（1）心脏：左心室肥厚（LVH）是心血管事件的独立危险因素，常用的检查方法包括心电图、超声心动图。

（2）肾脏：肾脏损害主要表现为血清肌酐升高、估算的肾小球滤过率（eGFR）降低，或尿白蛋白排出量增加。微量白蛋白尿已被证实是心血管事件的独立预测因素。

（3）大血管：颈动脉内膜中层厚度（IMT）可预测心血管事件。

（4）眼底：视网膜动脉病变可反映小血管病变情况，高血压伴糖尿病患者的眼底镜检查尤为重要。

（5）头颅CT：有助于发现脑腔隙性病灶、无症状性脑血管病变等。

✿ 做一做

通过采集发现章爷爷目前未出现心慌、胸痛、肢体活动不灵等症状，有视力下降、头晕症状，大小便无异常。

步骤四　体格检查

体格检查包括身高、体重、BMI、腰围、血压、心率、心电图、眼底检查、颅脑CT、超声心动图、颈动脉内膜中层厚度（IMT）检查。

✎ 试一试

通过检查并计算得出章爷爷的BMI=29.4kg/m²，属于肥胖。腰围93cm，腹型肥胖。心率82次/min，血压170/90mmHg合并高脂血症，眼底检查发现为1级高血压眼底改变，心电图、超声心动图提示出现了左心室肥厚，颈动脉内膜出现斑块，颅脑CT正常。

步骤五　实验室检查

主要检查血生化，包括肾功能、血脂四项、肝功能；24h尿钠、尿微量白蛋白。

✿ 做一做

通过检查发现章爷爷血脂高、肾功能正常。24h尿钠135mmol/L，尿微量白蛋白正常。

18. 血生化都有哪些指标

【任务评价】▶▶▶

任务考核评价表

班级：		姓名：	学号：	
序号	考核项目内容	考核标准	成绩	备注
1	能正确地回答高血压的健康监测内容包括哪些	回答问题能抓住要点、重点，答题准确，描述清晰，表达流利	30%	
2	动手操作能力	完成任务中的动手任务	40%	
3	团队协作能力	互帮互学，共同完成任务，方法得当，交流及时，提问到位	10%	
4	职业素养	团队意识、服务意识强，文明沟通	10%	
5	日常考核	按时签到，精力集中	10%	

任务三 健康评估

【任务导入】▶▶▶

请对案例中的章爷爷进行健康评估。

【任务目标】▶▶▶

能正确地为案例中的章爷爷进行健康评估。

【任务分析】▶▶▶

主要是评估患者是否存在急危重症，是否合并并发症或者其他系统严重疾病并对其进行危险分层。

【任务实施】▶▶▶

步骤一 高血压的危险分层

章爷爷血压 170/90mmHg 属于 2 级高血压；危险因素有高钠膳食、饮酒、腹型肥胖、血脂异常、静息心率＞80 次 /min；靶器官损害颈动脉内膜斑块、左心室肥厚。通过表 2-2-8 分析章爷爷危险分层为高危。

表 2-2-8　高血压危险分层表

其他危险因素和病史	血压水平		
	1 级	2 级	3 级
1 ～ 2 个危险因素	中危	中危	很高危
≥ 3 个危险因素或靶器官损害或糖尿病	高危	高危	很高危
并存临床情况	很高危	很高危	很高危

步骤二 高血压的风险评估

1. 评分

高血压的风险评分表见表 2-2-9。

表 2-2-9　高血压的风险评分表

项目	指标	得分
年龄	75 岁	8

项目	指标	得分
血压	170/90mmHg	5
体重指数	29.4kg/m²	2
总胆固醇	7.0mmol/L	1
吸烟	否	0
糖尿病	否	0
总分		16

2. 查绝对危险

十年 ICVD 绝对危险 44.3%。

步骤三 老年高血压的衰弱评估

采用国际老年营养和保健学会提出的 FRAIL 量表（表 2-2-10），章爷爷被诊断为衰弱前期。

表 2-2-10　FRAIL 量表

条目	询问方式	询问结果
疲乏	过去 4 周内大部分时间或者所有时间感到疲乏	是
阻力增加 /耐力减退	在不用任何辅助工具以及不用他人帮助的情况下，中途不休息爬一层楼梯有困难	是
自由活动下降	在不用任何辅助工具以及不用他人帮助的情况下，走完一个街区（100 m）较困难	否
疾病情况	医师曾经告诉你存在≥5 种如下疾病：高血压、糖尿病、急性心脏疾病发作、卒中、恶性肿瘤（微小皮肤癌除外）充血性心力衰竭、哮喘、关节炎、慢性肺病、肾脏疾病、心绞痛等	否
体质量下降	一年或更短时间内出现体质量下降≥5%	否

通过以上评估章爷爷为发生缺血性心血管病的高度危险人群，并且处于衰弱前期，对章爷爷的健康管理主要解决以下问题：

（1）认识到高血压的危害，配合医师治疗将血压控制达标。

（2）纠正导致缺血性心血管病的危险因素。

（3）通过饮食和锻炼干预衰弱前期，避免章爷爷恶化为衰弱及失能。

（4）对家庭照护者进行健康教育。

19. 胡大一教授的神秘"手机号码"

【任务评价】▶▶▶

任务考核评价表

班级：			姓名：		学号：	
序号	考核项目内容		考核标准		成绩	备注
1	能正确地进行高血压的健康评估		答题准确，描述清晰，表达流利		30%	
2	动手操作能力		完成任务中的动手任务		40%	
3	团队协作能力		互帮互学，共同完成任务，方法得当，交流及时，提问到位		10%	
4	职业素养		团队意识、服务意识强，文明沟通		10%	
5	日常考核		按时签到，精力集中		10%	

任务四　健康干预

高血压患者的健康干预主要包括四个子任务。分别是高血压健康教育、饮食管理、运动管理、用药管理。

子任务一　健康教育

【任务导入】▶▶▶

健康管理师通过交谈发现章爷爷不了解高血压的危害，他认为高血压只要不头疼就不用吃药，并且认为万一高血压严重了会猝死，完全不会遭罪。血压 170/90mmHg 完全正常，认为血压低了会晕倒，非常抵制降压治疗，请你为章爷爷进行健康教育。

【任务目标】▶▶▶

能正确地为案例中的章爷爷进行健康教育。

【任务分析】▶▶▶

健康教育流程如图 2-2-2。

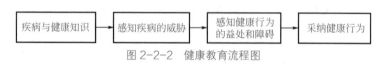

图 2-2-2　健康教育流程图

【任务实施】▶▶▶

步骤一　感知疾病的威胁

（一）血压的定义

人体里有动脉血管，动脉把血液送给全身的器官，相当于大楼里的水管，水能在水管里流动因为有水泵在工作，它把水送到千家万户。心脏就相当于水泵，血管就相当于水管。当心脏收缩时流入血管的血液使血管充盈扩张，对血管壁产生较高的压力，这时候的压力称为"收缩压"。当心脏休息时，血液对血管壁产生的压力就开始下降，此时的压力称为"舒张压"。收缩压就是"高压"，而舒张压就是"低压"。

（二）血压升高的危险

如果水管里的压力增大了会出现什么后果？水管可能会破。人体的血管是有弹性的，它分为三层，当血压升高时最里面的一层先受到损害，这时候血管就不光滑了，血液中的脂质就容易沉积在血管壁，就可能发生动脉粥样硬化。动脉粥样硬化就相当于水管里有很多油会使水管阻塞，水流不畅。如果体内比较粗的血管血流不畅，冠心病、脑血管疾病就会发生。如果体内很细的微血管出现问题，肾脏、视网膜就会发生病变。这些疾病就是高血压的并发症，严重的后果就是失明、尿毒症、心力衰竭、脑卒中、血管破裂等。当您能"感觉"血压升高时，病情可能已经恶化。

 知识链接：*如何早期发现高血压？*

发现高血压最好的方法就是定期测量血压。一般来说，高血压最常见的症状是头痛、头晕，上述症状一般与血压呈平行关系，即血压升高时症状明显，休息或服药后血压下降，症状缓解或消失。如果您经常发生上述症状时，要尽早到医院接受检查。

步骤二 感知健康行为的益处和障碍

20. 血压、血脂、血糖应该多长时间测1次

（一）感知健康行为的益处

血压达标可显著降低脑卒中风险、脑卒中的死亡率和复发率、与血压相关的认知障碍风险。降压治疗可减少40%～50%的脑卒中发生风险，即服用降压药者与不服用降压药者相比，降低50%的脑卒中发病风险；降低15%～30%的心肌梗死发病风险；降低50%的心力衰竭发生风险。积极降压可全面保护患者，不但脑卒中发生率降低，而且冠心病事件、心力衰竭等心血管疾病发生率也全面降低。但须注意血压降低的值，血压并不是越低越好，须根据患者具体情况制订个体化降压方案。

（二）感知健康行为的障碍

1. 长期服用降压药物、定期查体的费用高

长期血压达标可以减少心脑血管并发症的发生，而长期服用降压药的支出远低于高血压引起并发症治疗时所需的费用。一旦出现了高血压的并发症，会给家庭带来很重的经济负担。各病种平均每次住院费用：急性心肌梗死为25000元/次，脑出血为16000元/次，脑梗死为9000元/次。血液透析为每年100000元。

2. 血压低了会难受，因此抵制降压治疗

降血压是因人而异的，根据个体的情况调整治疗方案，血压达标时间是一个逐渐的过程，一般患者用药后4～12周内达标，高龄、冠状动脉或双颈动脉严重狭窄及耐受性差的患者达标时间应会延长。

3. 有治愈高血压的药物

高血压目前尚无法根治，只能是将血压控制在一定水平，有的广告、

网络、报刊等有可能会有高血压治疗的信息，不要随意相信，需要找专业人员核实真实性。药物在服用的时候要注意剂量，可以有效地减少不良反应。

4.药物都有不良反应，能不吃就不吃

绝大多数患者需要长期甚至终身服用降压药。一般从小剂量使用药物开始，有助于观察治疗效果和减少不良反应。如效果欠佳，可逐步增加剂量。达到血压目标水平后尽可能地用相对小而有效的维持量以减少不良反应。

只有30%～40%的高血压患者服用一种降压药就能降压达标，约有70%的患者需联合应用两种或两种以上作用机制不同的降压药才能降压达标。即使是联合用药，医师也会遵循降压药物小剂量联合的原则。小剂量联合具有降压机制互补，降压疗效叠加，互相抵消或减轻不良反应的优点。

步骤三 家庭照护者的培训

高血压的治疗是一个长期的过程，需要家属的支持和帮助。

（1）督促患者按时服药、监测血压、定期复查。

（2）对患者多了解和关心，如果遇到患者被疾病困扰和情绪反常时及时向医师咨询，帮助患者消除对疾病的恐惧心理。

（3）督促患者合理饮食、适当锻炼和积极控制危险因素。

（4）留心观察患者，及时发现不良事件并及时就医，掌握高血压危象的家庭应对措施。

（5）参加健康课堂，学会使用电子血压计、数脉搏，了解患者用药情况，了解药物的不良反应。

步骤四 采纳健康行为

（1）学习高血压的基本知识，认识高血压的危害。

（2）知道自己的血压水平与应该达到的目标水平，有无其他健康危险因素及自己患心血管病的危险程度。

（3）坚持健康的生活方式。

（4）学会监测血压。

（5）遵医嘱服药。

（6）定期到医院复查，如果出现血压异常随时去医院检查。

🌐 **知识链接：** *血压测量方案*

对初诊高血压患者或血压不稳定的高血压患者，建议每天早晨和晚上测量血压，每次测2～3遍，取平均值；建议连续测量家庭血压7天，取后6天血压平均值。血压控制平稳且达标者，可每周自测1～2天血压，早晚各1次；最好在早上起床后，服降压药和早餐前，排尿后，固定时间自测坐位血压。详细记录每次测量血压的日期、时间以及所有血压读数，而不是只记录平均值。应尽可能地向医师提供完整的血压记录。精神高度焦虑的患者，不建议家庭自测血压。

21. 高血压
健康教育
手册

【任务评价】 ▶▶▶

王奶奶，65 岁，文盲，家庭主妇，刚诊断高血压 1 个月，迫切想了解高血压的相关知识。根据学习过的内容，请你设计一份王奶奶能回家学习的高血压健康教育材料，根据评价表完成自我评定。

该任务主要学习高血压病人的健康教育，任务完成后，理论上主要考核学生对高血压健康教育的内容掌握情况。技能上重点考核是否能指导患者自测血压。考核评价表如下。

任务考核评价表

班级：		姓名：		学号：	
序号	考核项目内容	考核标准		成绩	备注
1	理论学习	回答问题能抓住要点、重点，答题准确，描述清晰，表达流利		30%	
2	动手操作能力	完成任务导入中的案例指导		40%	
3	团队协作能力	互帮互学，共同完成任务，方法得当，交流及时，提问到位		10%	
4	职业素养	团队意识、服务意识强，文明沟通		10%	
5	日常考核	按时签到，精力集中		10%	

子任务二　饮食管理

【任务导入】 ▶▶▶

案例中的章爷爷经过健康教育之后意识到自身高血压的严重性，但是不知道哪些食物能吃，哪些食物不能吃，迫切想要了解如何科学进餐。请你为章爷爷制订一份科学健康的食谱。

【任务目标】 ▶▶▶

能正确地为案例中的章爷爷制订一份食谱。

【任务分析】 ▶▶▶

饮食管理是高血压的一项基础治疗措施，必须长期严格执行，是综合管理的重要组成部分。章爷爷体型肥胖，除了遵循普通高血压患者的饮食原则外，还需要减轻体重，确定合理的总能量摄入，合理、均衡地分配各种营养物质恢复并维持理想体重。该子任务主要分为两个步骤完成。

【任务实施】 ▶▶▶

步骤一　计算每日所需总热量

（一）体重评估

章爷爷的标准体重 = 身高（cm）-105=165 - 105 = 60kg

体重指数 = 体重（kg）/ [身高（m）^{2}] = 80/1.65^2 = 29.4kg/m^2

章爷爷体重指数 > 28kg/m^2 属于肥胖（表 2-2-11）。

表 2-2-11　体重评价表

体重指数	≥ 28	24 ～ 27.9	18.5 ～ 23.9	< 18.5
评价定义	肥胖	超重	正常	消瘦

（二）计算每日所需总热量

总能量（kcal）= 标准体重（kg）× 每千克理想体重所需热量（kcal/kg）

章爷爷为轻体力劳动，查表得知每天每千克热能供给量 20 ～ 25 乘以90%=60×[（20 ～ 25）×90%]=60×[18 ～ 22.5]=1080 ～ 1350kcal 热量。

（三）确定饮食结构

蛋白质占总能量的 10% ～ 15%；脂肪占总能量的 20% ～ 25%；碳水化合物占总能量的 60% ～ 70%。

根据章爷爷的情况我们按照 1080kcal 热量计算。

蛋白质热量 =1080×15%=162kcal
脂肪热量 =1080×20%=216kcal
碳水化合物热量 =1080×65%=702kcal
主要食物类别与每天和每周建议摄入的种类见表 2-2-12。

表 2-2-12　食物类别和建议摄入量

食物类别	每天种类数	每周种类数
谷类、薯类、杂豆类	3	5
蔬菜、水果类	4	10
畜、禽、鱼、蛋类	3	5
奶、大豆、坚果类	2	5

（四）饮食评估

（1）评估个体有无不规律进餐、酗酒等不良饮食行为。

（2）评估个体的口味偏好、调味品使用习惯和高盐食物选择情况。

经评估章爷爷平时进餐规律，喜食咸菜及油腻食物；有酗酒习惯，每天饮高度白酒 1 两。对章爷爷的饮食指导主要解决饮食过咸、油腻与酗酒问题。

步骤二　食物摄入标准

（一）限盐补钾

限盐是预防和治疗高血压花费最低的有效措施。减少盐的摄入量，每天不超过 5.0g。

减盐小窍门：烹调时用量具、量勺加盐，在家吃饭容易控制用盐量，尽量减少外出就餐；口味重者应先减少 1/3 的食盐量，逐渐减量，逐渐做到"淡而有味"；利用醋、柠檬汁、苹果汁、番茄汁等各种酸味调味汁来增添食物味道；使用富钾低钠盐；不喝剩菜汤（汤里含油、盐多）；炒菜时到八九分熟或等关火后再放盐，这样盐的味道停留在蔬菜表面，咸味程度高，可达到限盐的作用；拒绝所有腌制食品、酱菜和含盐的小吃，注意食物标签上的含钠量。

钾可促进钠的排泄，有对抗钠升高血压的作用。WHO 推荐每天摄入 3.5g。蔬菜和水果是钾的最好来源，蘑菇、豆类、土豆、菠菜、裙带菜、茶、猕猴桃、香蕉、苹果都富含钾。注意：肾脏功能差的患者，慎用富含钾的食品。

22. 常见富含钠的食物

（二）控制精制糖摄入

添加糖的摄入量每天不超过 50g，最好控制在 25g 以下。少喝、不喝含糖饮料，减少食用添加大量精制糖的甜点。伴有血糖异常者，应同时遵循糖尿病患者的膳食指导原则调整饮食，特别注意选择低血糖生成指数的食物。

23. 常见食物的钾含量

（三）限制饮酒

老年人应限制酒精摄入，以酒精量计算，成人一天最大饮酒的酒精量，男性不超过 25g，女性不超过 15g。白酒、葡萄酒（或米酒）或啤酒饮用量应分别小于 50mL、100mL、300mL。

（四）油脂种类的选择

每人每天的食油用量应控制在 20 ~ 30g；控制烹调温度，油温不宜太高。

1. 不宜选择的食物

（1）含饱和脂肪酸的食物：动物性脂肪含饱和脂肪酸最多，肥肉、动物内脏、禽皮、牛奶等含量高。

（2）含反式脂肪酸高的食物：人造奶油，富含氢化油、起酥油的糕点和方便食品等。每天反式脂肪酸摄入量不超过 2g。

（3）含胆固醇高的食物：动物内脏、蟹黄、鱼子、蛋黄、鱿鱼等。

2. 推荐选择的食物

植物油（橄榄油、菜籽油、玉米油等）和鱼油，不饱和脂肪酸能抑制动脉粥样硬化的形成和发展，保护血管。鱼油富含多不饱和脂肪酸，有益于血脂调整、改善凝血机制、减少血栓的形成。

蛋白质的选择首选优质蛋白质，奶类、鱼类、蛋类、大豆属于优质蛋白质。优质蛋白的每天摄入量应当超过 50%。

食用鸡蛋时不应丢弃蛋黄。对于合并血脂异常或已被确诊为冠心病或脑血管疾病的患者，每周食用 1 ~ 2 个蛋黄。

（五）补钙

中国营养学会的推荐量为每天 800mg。简单、安全和有效的补钙方法是选择适宜的高钙食物，特别是保证奶类及其制品的摄入，建议每人每天喝 250 ~ 500mL 脱脂或低脂牛奶。补钙的同时要多晒太阳，以利于钙质的吸收和利用。

（六）增加膳食纤维摄入

膳食纤维能吸附并排泄肠内多余的盐分、脂肪和糖类。燕麦、薯类、豆类、蔬菜、水果等膳食纤维含量高。

（七）增加蔬菜水果的摄入

每餐食物中，蔬菜分量应该约占 1/2。土豆、藕等蔬菜的碳水化合物含量高，能量也较高，食用时应注意相应减少主食量。水果的营养成分和蔬菜有差异，二者不能相互替代。首选新鲜应季水果，控制含糖量高的水果摄入。

（八）科学饮水

成年人每天饮水量推荐不低于 1.5L，根据生理状况、环境温湿度、运动以及摄入食物状况进行调整。提倡饮用白开水或淡茶水，鼓励每天多次少量饮水。

【任务评价】▶▶▶

　　根据学习过的内容，自主练习为章爷爷选择一份个性化的食物，根据评价表完成自我评定。

　　该任务主要学习高血压病人的营养需要，任务完成后，理论上主要考核学生对高血压食谱的认知程度。技能上重点考核是否能应用理论知识为高血压病人制定合理膳食。考核评价表如下。

任务考核评价表

班级：		姓名：		学号：	
序号	考核项目内容	考核标准	成绩	备注	
1	高血压病人的膳食指导	回答问题能抓住要点、重点，答题准确，描述清晰，表达流利	30%		
2	动手操作能力	完成任务导入中的案例指导	40%		
3	团队协作能力	互帮互学，共同完成任务，方法得当，交流及时，提问到位	10%		
4	职业素养	团队意识、服务意识强，文明沟通	10%		
5	日常考核	按时签到，精力集中	10%		

子任务三　运动管理

【任务导入】▶▶▶

章爷爷目前处于衰弱前期，在不用任何辅助工具以及不用他人帮助的情况下，中途不休息爬一层楼梯有困难，但是能走完一个街区（100m），并且由于体重过大章爷爷的膝关节也有问题，走路时间长了会出现关节疼痛，到底应该如何科学运动呢？请你为章爷爷制订运动处方。

【任务目标】▶▶▶

能正确地为案例中的章爷爷制订一份运动处方。

【任务分析】▶▶▶

运动锻炼是提高老年人生活质量和功能的最有效方法。阻抗运动与有氧耐力运动是预防及治疗衰弱状态的有效措施。值得注意的是，在老年衰弱人群中，即使最衰弱的老年人也可以从任何可耐受的体力活动中获益。该任务可以分成两个步骤进行。

【任务实施】▶▶▶

运动是在做好安全风险评估和对老人的保护的前提下进行的，应根据患者的个人兴趣、训练条件和目的选择运动强度、频率、方式和运动时间。重度衰弱患者可选用被动运动的方式进行康复。减轻体重有助于高血压患者的治疗与康复，能够显著改善和降低心血管疾病的发生，但减肥应当循序渐进，在 6 个月至 1 年内，减轻原体重的 5% ～ 10% 为宜，不提倡快速减脂。

步骤一　体质测定

准备开始规律运动前，要做好医学体检、心肺功能及体质检查，排除运动的禁忌证，了解身体状况。

步骤二　运动锻炼方案

在各种运动中，"快步走"和"慢速游"都十分适合老年人。其中，步行是 WHO 提倡的最安全、最佳的运动和减肥方式，不会刺激机体产生过多的有害自由基，也没有损伤骨骼和肌肉的危险。运动鞋应该大小合适，鞋底有弹性、防滑。社区、公园、广场等平整且阴凉的场所比较适合老年人运动。

逐渐增加运动时间，达到每天 50 ～ 60min 的运动量，每周超过 5 天。当老年人由于慢性病不能一周做 150min 的中等强度有氧运动时，应该尽可能地进行身体活动。老年人的运动可以和日常活动结合。每周或每天的运动量可通过多个短时间累计完成，并提高日常生活中的身体活动如步行通勤。每天 60 ～ 90min 的运动锻炼是促进减重、降脂的必要运动量。

每周 2 ～ 3 天的肌肉力量练习，通过增加能量消耗、增加基础代谢，进一步控制血脂和体重。

神经肌肉控制练习，包括平衡、协调、步态和本体感觉等控制技能的练习，对老年人尤为重要。例如闭眼单脚站、太极拳、气功、舞蹈等。推荐每周 2 ～ 3 次，每天 20 ～ 30min。

【任务评价】▶▶▶

根据学习过的内容，自主练习为章爷爷制订运动方案，根据评价表完成自我评定。

该任务主要学习高血压患者的运动干预，任务完成后，理论上主要考核学生对高血压运动重要性的认知程度。技能上重点考核是否能应用理论知识为高血压患者制订运动方案。考核评价表如下表所示。

任务考核评价表

班级：		姓名：	学号：	
序号	考核项目内容	考核标准	成绩	备注
1	高血压患者的运动指导	为患者进行个性化的运动指导	30%	
2	动手操作能力	完成任务导入中的案例指导	40%	
3	团队协作能力	互帮互学，共同完成任务，方法得当，交流及时，提问到位	10%	
4	职业素养	团队意识、服务意识强，文明沟通	10%	
5	日常考核	按时签到，精力集中	10%	

子任务四　用药管理

【任务导入】▶▶▶

章爷爷目前血压为 2 级高血压，需要药物治疗。请你为章爷爷进行用药指导。

【任务目标】▶▶▶

能正确地为案例中的章爷爷进行用药指导。

【任务分析】▶▶▶

该任务可以分成两个部分。

【任务实施】▶▶▶

常用降压药物包括：钙通道阻滞剂（calcium channel blocker，CCB）、血管紧张素转换酶抑制剂（angiotensin converting enzyme inhibitor，ACEI）、血管紧张素受体阻滞剂（angiotensin receptor blocker，ARB）、利尿剂、β受体拮抗剂。

> **步骤一**　用药注意事项

（一）缓释型药物不可以掰开吃

缓释型降压药物外包有一层控释膜，用以保证药物通过膜缓慢释放，并维持有效的血药浓度，保持稳定的血压。若把药片掰开服用，就破坏了这层控释膜，容易导致药效很快减弱，血压骤降后又迅速上升，引起血压反复波动，乃至出现头晕、头痛等不适症状。

（二）漏服了降压药不可以随便补服

长效降压药每天服用 1 次，漏服的可能性比较小，长效降压药的半衰期较长，服药后的 48 ～ 72h 内血药浓度仍在一定范围，即使有漏服，血压也可以控制在良好的范围，不用补服，但是如果漏服的时间大于 72h 或者血压有明显升高，可以加服一次短效的降压药，然后恢复正常服药间隔即可。

（三）降压效果不明显，不要着急换药

长效 CCB 起效缓慢，一般需要 2 ～ 4 周后达到最大作用效果，避免频繁调整药物。

> **步骤二**　常用降压药的不良反应认知

（一）利尿剂

长期应用时部分患者可能会出现电解质失衡如低血钾或高血钾、高

血钙、尿酸增高、糖脂代谢紊乱、糖耐量降低。大剂量应用还可出现肾小管排酸作用下降，导致痛风的发生，所以利尿剂应用时要注意定期查血钾、血糖、血脂、尿酸。要小剂量应用，避免有效血容量过度降低而导致各脏器的供血量下降。注意补充钾，可口服补钾药，也可食用含钾丰富的食物。若利尿剂与ACEI或ARB同时使用则可减少低钾血症等不良反应的发生。

（二）血管紧张素转换酶抑制剂

最常见的不良反应是咳嗽，不同制剂发生率不同。多为干咳，较剧烈，对止咳药效果差，对这种咳嗽反应停药1～3周便可消失，无需特殊治疗。

由于ACEI抑制醛固酮的释放，可以引起高钾血症，尤其在肾功能不全或合用保钾利尿剂或口服补钾药物时更容易发生，故肾衰竭、血肌酐增高或血钾增高时应慎用或禁用；ACEI类药物易致胎儿畸形，妊娠期高血压不宜使用。应用ACEI的患者要定期做肾功能和血钾测定；用药从小剂量开始。ACEI不可与氯化钾和保钾利尿剂（螺内酯）同时应用。

（三）血管紧张素Ⅱ受体拮抗剂

此类药物除很少引起咳嗽外，不良反应与ACEI类似，此药与ACEI合用发生高钾血症等不良反应的风险增加，在降压治疗中一般不宜与ACEI合并使用。

（四）钙拮抗剂

钙拮抗剂常见的不良反应是踝部水肿、脸红、头痛、头昏及牙龈增生，大多发生在用药后1～2年内，停药1～2个月可自行消退。脸红、头痛、头昏由头部血管扩张引起，在继续服药1～2周后可减轻或消失。

踝部水肿则常在服药较长时间后发生，可加小剂量利尿剂，水肿会减轻或消退。另外，钙拮抗剂停药也可发生反跳性血压升高、兴奋、焦虑等停药反应，但发生率很低。不要舌下含服硝苯地平，若患者不属于高血压急症，一般不需要紧急降压，口服降压药即可。

（五）β受体拮抗剂

长期大剂量使用可能引起心动过缓，房室传导阻滞甚至窦性停搏等不良反应，主张应用此药要从小剂量开始，切忌开始即大剂量用药。β受体拮抗剂突然停药或减药会出现交感神经兴奋症状，发生反跳性高血压。此时血压迅速恢复到治疗前水平，甚至比治疗前更高，可出现严重心律失常、心绞痛发作、心肌梗死、猝死等。在撤药时要注意逐渐递减剂量。

【任务评价】▶▶▶

目前章爷爷使用了利尿剂和CCB治疗，根据学习过的内容，自主练习为章爷爷进行用药指导，根据评价表完成自我评定。

该任务主要学习高血压病人的用药管理，任务完成后，理论上主要考核学生对降压药的认知程度。技能上重点考核是否能应用理论知识指导高血压患者合理用药。考核评价表如下表所示。

任务考核评价表

班级：		姓名：		学号：	
序号	考核项目内容	考核标准		成绩	备注
1	高血压患者的用药管理	回答问题能抓住要点、重点，答题准确，描述清晰，表达流利		30%	
2	动手操作能力	完成任务导入中的案例指导		40%	
3	团队协作能力	互帮互学，共同完成任务，方法得当，交流及时，提问到位		10%	
4	职业素养	团队意识、服务意识强，文明沟通		10%	
5	日常考核	按时签到，精力集中		10%	

24. 高血压患者随访服务记录表

 想一想： 如何进行健康教育？

患者王某，男，50 岁，最近几次测量血压发现血压高，最高血压 150/95mmHg，但是患者自觉无任何不适症状，认为无症状就不用吃药。家属想让你帮助劝说患者服药，并想要咨询日后需要注意哪些生活方式的调整？

（林　彬）

项目三

慢性阻塞性肺疾病的健康管理

【案例】

李爷爷，67岁，身高160cm，体重60kg，退休，既往慢性阻塞性肺疾病病史十年，吸烟三十余年。无糖尿病及心脏病史。每天吸烟5支。上一年发生急性加重一次。目前有咳嗽，咳白色痰，日常活动无呼吸困难，爬三层楼梯时，有喘不过气来的感觉。请对李爷爷进行健康信息采集。

【项目导读】

项目重点介绍慢性阻塞性肺疾病的健康管理，够对慢性阻塞性肺疾病人群进行初步的健康指导。

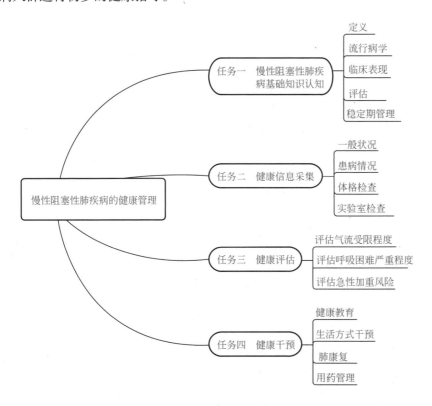

能够正确地说出慢性阻塞性肺疾病的定义、临床表现。
能够对慢性阻塞性肺疾病进行健康监测。
能够对慢性阻塞性肺疾病的风险进行评估。
能够正确地对慢性阻塞性肺疾病人群进行健康干预。

【项目实施】

　　该项目共有四个任务，每个任务又细分成不同的子任务。学生通过该项目的学习，达到能够对慢性阻塞性肺疾病人群实施正确的健康管理的目的。

任务一
慢性阻塞性肺疾病基础知识认知

【任务导入】▶▶▶

该部分主要是对李爷爷进行健康管理，首先需要完成慢性阻塞性肺疾病基础知识的学习，为后续的健康指导奠定基础。

【任务目标】▶▶▶

掌握慢性阻塞性肺疾病相关的理论知识。

【任务分析】▶▶▶

该任务分为五个步骤，包括认知慢性阻塞性肺疾病的定义、临床表现、流行病学、评估、认知老年慢阻塞性肺疾病患者的稳定期管理。

【任务实施】▶▶▶

步骤一　认知慢性阻塞性肺疾病的定义

慢性阻塞性肺疾病（chronic obstructive pulmonary disease，COPD）是一种常见的、可以预防和治疗的疾病，其特征是持续存在的呼吸系统症状和气流受限，原因是气道和肺泡异常，通常与显著暴露于毒性颗粒和气体相关。COPD 是仅次于高血压、糖尿病的中国第三大常见慢性病。

老年人是 COPD 的高发人群，对 COPD 的知晓率低，诊断不足问题严重。老年 COPD 患者临床症状缺乏特异性，常合并存在多种疾病，同时老年人具有相应的病理生理特点，因此老年人群 COPD 的健康管理非常重要。

步骤二　认知慢性阻塞性肺疾病的流行病学

COPD 发病因素包括个体易感因素以及环境因素两个方面，它们之间相互影响。现在认为比较明确的个体易感因素为 α_1- 抗胰蛋白酶缺乏，最主要的环境因素是吸烟。另外，还包括接触职业粉尘和化学物质（柴火和木炭等燃烧时的烟雾颗粒、过敏原、工业废气和室内被污染的空气等）。

老年人是 COPD 的高发人群，肺功能严重受损患者比例高。2018 年发表的中国肺部健康研究（the China pulmonary health study，CPH）结果显示，我国 COPD 患病率随年龄增长显著上升，60 ～ 69 岁为 21.2%，≥ 70 岁高达 35.5%。老年 COPD 患者中严重肺功能受损者（GOLD 3 ～ 4

级）占 9.3%，在 40 ～ 59 岁 COPD 患者中这一比例为 6.2%。其中确诊的 COPD 患者中仅 2.6% 意识到自己的 COPD 疾病状况。随着中国人口老龄化进程的加速，COPD 患者数量进一步上升，给社会及家庭带来沉重的经济负担。

步骤三　认知慢性阻塞性肺疾病的临床表现

（一）临床表现

长期、反复、逐渐加重的咳嗽、咳痰（也可无咳痰），气短、呼吸困难，喘息和胸闷，其中，逐年进行性加重的气短或呼吸困难是 COPD 的标志性症状。

1. 慢性咳嗽

COPD 最早出现的临床症状，随病程发展可终身不愈，常以晨间咳嗽更为明显，夜间有阵咳或排痰。当气道严重阻塞，通常仅有呼吸困难而不表现出咳嗽。

2. 咳痰

一般为白色黏液或浆液性泡沫痰，偶可带血丝，清晨排痰较多。急性发作期痰量增多，可有脓性痰。

3. 气短或呼吸困难

气短或呼吸困难是 COPD 的标志性症状，早期在劳力时出现，后逐渐加重，以致在日常生活甚至休息时也感到气短，但由于个体差异，部分人可耐受，部分患者特别是重度患者或急性加重时不仅出现喘息和胸闷，还可以出现疲乏、消瘦、焦虑、体重下降、食欲减退等其他非典型症状。

慢性阻塞性肺疾病的临床症状出现率较低（46.9%），故导致其早期诊断困难，容易漏诊。轻、中度慢性阻塞性肺疾病患者早期症状不明显，仅表现为肺功能的下降。当出现部分症状如气急、咳嗽时，部分患者由于症状不严重而未就医。当患者有咳嗽、咳痰或呼吸困难症状和 / 或疾病危险因素接触史时，应考虑 COPD。慢性咳嗽、咳痰常先于气流受限许多年存在，但不是所有具有咳嗽、咳痰症状的患者都会发展为 COPD。要明确诊断 COPD，则需要进行肺功能检查。

（二）COPD 的分期

1. 急性加重期

患者呼吸道症状加重，超过日常变异水平，需要改变治疗方案。表现为咳嗽、咳痰、气短和 / 或喘息加重，痰量增多，脓性或黏液脓性痰，可伴有发热等。

2. 稳定期

咳嗽、咳痰和气短等症状稳定或症状轻微，病情基本恢复到急性加重前的状态。

（三）体征

COPD 的早期体征可不明显，随着疾病进展，常出现以下体征。

（1）视诊：胸廓呈桶状胸，常见呼吸变浅、频率增快、辅助呼吸肌（如斜角肌和胸锁乳突肌）参加呼吸运动，重症患者可见胸腹矛盾运动，患者常采取前倾坐位，低氧血症患者可出现黏膜和皮肤发绀，伴有右心衰竭的患者可出现下肢水肿和肝大。

（2）叩诊：肺叩诊可呈过度清音，肺过度充气可使心浊音界缩小，肺肝界降低。

（3）听诊：双肺呼吸音可减低，呼气延长，平静呼吸时可闻及干性啰音，双肺底或其他肺野闻及湿性啰音，心音遥远，剑突部心音较清晰响亮。

步骤四 **认知慢性阻塞性肺疾病的评估**

（一）慢性阻塞性肺疾病的诊断

任何有呼吸困难、慢性咳嗽或咳痰，以及反复下呼吸道感染和/或长期危险因素暴露（吸烟/被动吸烟、生物燃料暴露、空气污染等）情况时均应考虑COPD（特别是40岁以上人群）。若吸入支气管扩张剂后，FEV1（第1秒用力呼气末容积）/FVC（用力肺活量）< 0.7 则证实存在持续性气流受限，COPD诊断可成立。

（二）评估气流受限程度

应用气流受限的程度进行肺功能评估，即以FEV1占预计值的百分比（FEV1%预计值）为分级标准。慢性阻塞性肺疾病患者气流受限的肺功能分级分为4级，见表2-3-1。

表2-3-1　慢性阻塞性肺疾病患者气流受限严重程度的肺功能分级

肺功能分级	气流受限程度	FEV1占预计值的百分比（FEV1%预计值）
I级	轻度	≥ 80%
II级	中度	50% ～ 79%
III级	重度	30% ～ 49%
IV级	极重度	< 30%

（三）呼吸困难严重程度评估

CAT ≥ 10分或mMRC 2级或以上提示患者症状较多，生活质量明显下降。

（1）采用改良版英国医学研究委员会呼吸问卷（mMRC）对呼吸困难的严重程度进行评估，见表2-3-2。

表2-3-2　改良版英国医学研究委员会呼吸问卷（mMRC）

呼吸困难评价等级	呼吸困难严重程度
0级	只有在剧烈活动时才感到呼吸困难

呼吸困难评价等级	呼吸困难严重程度
1 级	在平地快步行走或步行爬小坡时出现气短
2 级	由于气短，平地行走时比同龄人慢或者需要停下来休息
3 级	在平地行走约 100m 或数分钟后需要停下来喘气
4 级	因为严重呼吸困难而不能离开家，或在穿脱衣服时出现呼吸困难

（2）采用慢性阻塞性肺疾病患者自我评估测试（CAT）问卷进行评估，见表 2-3-3。

表 2-3-3　慢性阻塞性肺疾病患者自我评估测试问卷（CAT）

从不咳嗽	0	1	2	3	4	5	总是在咳嗽
一点痰也没有	0	1	2	3	4	5	有很多很多痰
没有任何胸闷的感觉	0	1	2	3	4	5	有很严重的胸闷感觉
爬坡或上 1 层楼梯时，没有气喘的感觉	0	1	2	3	4	5	爬坡或上一层楼梯时，感觉严重喘不过气来
在家里能够做任何事情	0	1	2	3	4	5	在家里做任何事情都很受影响
尽管有肺部疾病，但对外出很有信心	0	1	2	3	4	5	由于有肺部疾病，对离开家一点信心都没有
睡眠非常好	0	1	2	3	4	5	由于有肺部疾病，睡眠相当差
精力旺盛	0	1	2	3	4	5	一点精力都没有

CAT 问卷共包括 8 个问题，核心在于：咳嗽、咳痰、胸闷、睡眠、精力、情绪这 6 项主观指标和运动耐力，日常运动影响这两项耐受力评价指标。患者根据自身情况，对每个项目做出相应评分（0～5 分），CAT 分值范围是 0～40 分。得分为 0～10 分的患者被评定为 COPD"轻微影响"，11～20 分者为"中等影响"，21～30 分者为"严重影响"，31～40 分者为"非常严重影响"。患者 CAT 评估测试≥2 分的差异或改变量即可提示具有临床意义。

（四）急性加重风险评估

临床上评估慢性阻塞性肺疾病急性加重风险常用以下两种方法。

（1）应用气流受限分级的肺功能评估法进行评估，气流受限分级Ⅲ级或Ⅳ级表明具有高风险。当肺功能评估得出的风险分类与急性加重史获得的结果不一致时，应以评估得到的风险最高结果为准，即就高不就低。

（2）根据患者急性加重的病史进行判断，上一年发生急性加重不少于 2 次，或上一年因急性加重住院 1 次，预示以后频繁发生急性加重的风险大。

（五）综合评估

A组：症状轻微（即 mMRC 分级 < 2 级或 CAT 评分 < 10）且急性加重风险低（即每年急性加重 0 ~ 1 次）。

B组：症状更严重（即 mMRC 分级 ≥ 2 级或 CAT 评分 ≥ 10 分），但急性加重既往史显示急性加重风险低（即每年急性加重 0 ~ 1 次）。

C组：日常生活中症状轻微（即 mMRC 0 ~ 1 级或 CAT 评分 < 10 分），但过去 1 年的急性加重病史导致急性加重风险高（即急性加重 ≥ 2 次 / 年，并且有 1 次或多次急性加重导致住院）。

D组：症状负荷较重（即 mMRC 分级 ≥ 2 级，或 CAT 评分 ≥ 10 分）且急性加重风险高（即急性加重 ≥ 2 次 / 年，且有 1 次或多次急性加重导致住院）。

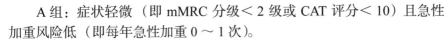 **步骤五** 认知老年慢性阻塞性肺疾病患者的稳定期管理

老年慢性阻塞性肺疾病分为稳定期、急性加重期，急性加重期患者通常需要住院治疗，本部分主要讲解稳定期管理。

（一）稳定期管理目标

短期目标：减轻当前症状，包括缓解症状，改善运动耐力和改善健康状况。

长期目标：降低未来风险，包括预防疾病进展，预防和治疗急性加重，减少病死率，防治并发症。

（二）稳定期非药物治疗

1. 健康教育

通过健康教育提高患者自我疾病管理能力从而改善治疗依从性和预后。老年人对 COPD 疾病的知晓率较低，应格外重视健康教育。

2. 减少危险因素暴露

吸烟是引起慢性阻塞性肺疾病的主要危险因素，因此应重视吸烟的危害性，所有慢性阻塞性肺疾病患者均有必要戒烟。戒烟是延缓肺功能下降与 COPD 进展的重要干预措施。

室内烹饪时使用的现代和传统生物燃料（生物燃料包括柴草、木柴、木炭、庄稼杆等）暴露导致女性易患 COPD。因此，对于肺功能减退的老年患者，通过减少生物燃料接触也可以减少 COPD 的发生。

3. 疫苗接种

COPD 患者规律接种流感疫苗可降低急性加重和严重并发症及病死率，因此推荐所有 COPD 患者应用流感疫苗，尤其 65 岁以上老年人。每年秋季接种一次流感疫苗，每 5 ~ 6 年接种一次肺炎球菌疫苗，13 价肺炎球菌疫苗（PCV13）及 23 价肺炎球菌多糖疫苗（PPSV23），可有效地预防肺炎球菌肺炎，降低 COPD 急性加重风险，推荐 65 岁以上的老年 COPD 患者使用 PCV13 和 PPSV23。

4. 氧疗

有氧疗指征的稳定期 COPD 患者应给予长期氧疗。长期氧疗（每

天＞15h）能改善机体缺氧状态，改善患者生活质量，提高生存率。

5. 营养支持

营养状态是患者健康状况、疾病预后的决定因素之一。COPD 患者经常发生营养不良，同时伴有免疫功能低下，故易引起肺部感染。营养不良、免疫功能低下和感染三者互为因果并形成恶性循环。老年 COPD 患者应当积极预防营养不良。慢性阻塞性肺疾病稳定期患者的静息热量消耗较正常人增加 15% ～ 20%，因此饮食结构中可多摄入高蛋白、低碳水化合物食物，并适度脂肪摄入。

三大营养素分配，碳水化合物占 50% ～ 60%，脂肪占 20% ～ 30%，蛋白质占 15% ～ 20%，即蛋白质至少 1.0g/（kg · d），需纠正营养不良时，为 1.6 ～ 2.5g/（kg · d）。如果患者处于应激状态，此时分解代谢增强，蛋白质供给量需增加 20% ～ 50%。

6. 肺康复训练

内容包括呼吸训练、排痰训练和运动训练等方面，其中运动训练是肺康复的基石。

（1）呼吸训练：呼吸训练包括专门的吸气训练和呼气训练。

（2）排痰训练：排痰训练包括体位引流、胸部叩击、震颤及咳嗽训练等。目的是促进呼吸道分泌物排出，降低气流阻力，减少支气管肺的感染。

（3）运动训练：运动训练是肺康复的核心内容。常用的干预方法包括耐力训练（步行、运动平板、踏车）、阻力 / 力量训练、神经肌肉电刺激等。标准的肺康复方案为每周进行 2 次至少 30min 的有氧运动训练和阻抗或力量训练，持续 6 ～ 8 周，可改善 COPD 患者的呼吸困难和健康状况，提高运动耐力。

经过合理的康复训练，可以有效地延缓肺功能的减退，提高生活质量，降低急性加重次数和程度。高龄并不影响肺康复的进行。

（三）稳定期用药管理

1. 支气管扩张剂

支气管扩张剂是缓解 COPD 症状的主要治疗措施。吸入剂比口服药物的不良反应小，首选吸入治疗。

（1）β_2 受体激动剂：此类药物较多，可分为短效（维持时间 4 ～ 6h）、长效（维持时间 10 ～ 12h）以及超长效（维持时间 24h）β_2 受体激动剂。长效制剂又可分为快速起效的 LABA（如福莫特罗、维兰特罗及奥达特罗等）和缓慢起效的 LABA（如沙美特罗）。

（2）长效抗胆碱药物（LAMA）：代表药为噻托溴铵、乌美溴铵、格隆溴铵等。噻托溴铵，具有一定的支气管舒张作用，但较 β_2 受体激动剂弱，起效也较慢。抗胆碱药物可通过气雾剂、干粉剂和雾化溶液给药。与 β_2 受体激动剂联合应用具有互补作用。妊娠早期及患有青光眼、前列腺增生的患者应慎用此类药物。

2. 糖皮质激素（ICS）

长期规律地吸入激素适用于 FEV1 占预计值 % ＜ 50%（Ⅲ级和Ⅳ级）

且有临床症状及反复加重的 COPD 患者。吸入激素和 β₂ 受体激动剂联合应用较分别单用的效果好。FEV1 占预计值 % ＜ 60% 的患者规律吸入激素和长效 β₂ 受体激动剂联合制剂，能改善症状和肺功能，提高生命质量，减少急性加重频率。不推荐对 COPD 患者采用长期口服激素及单一吸入激素治疗。长期吸入有导致肺炎、糖尿病、骨质疏松、高血压等不良反应的风险。

3. 老年 COPD 患者吸入装置的选择

老年 COPD 患者肺功能常受损明显，易合并关节炎、神经系统疾病、认知障碍等，影响吸入能力和掌握吸入装置的使用方法。选择合适的吸入装置对于老年 COPD 的控制尤为重要。目前，常用的吸入装置包括压力定量吸入气雾剂（pressurized metered dose inhaler，pMDI）、干粉吸入器（dry powder inhaler，DPI）、软雾吸入装置（soft mist inhaler，SMI）和雾化吸入器。

pMDI 要求吸气流速 10 ～ 30 L/min，但对患者的手口配合能力要求较高。新型 pMDI 输出药物中微粒的比例为 61% ～ 69%，肺部沉积率可高达 48%，有助于肺功能较差、吸气能力较弱，但手口能够较好地配合的老年 COPD 患者吸入。如手口协调性差，可将 pMDI 连接储雾罐使用。

干粉吸入装置 DPI 由患者吸气触发，对患者协同性要求较低，需要吸气流速 20 ～ 60L/min，不同 DPI 所需吸气流速不同；患者需要达到最佳吸气流速并持续 2 ～ 3s，才能提高递药速率。

SMI 为自动喷雾装置，主动喷雾，需与呼吸同步，所需的吸气流速为 10 ～ 30L/min，颗粒运行速度慢，约 0.8m/s，可减少口咽部沉积；持续时间长达 1.5s，有利于老年 COPD 患者有效吸入。

雾化吸入器对患者的协同性要求低，可同时辅助供氧，可根据患者病情需要选择药物和调整剂量；适用于肢体协调性差、吸气流速不足的老年患者，或使用 DPI 存在困难的患者。

25. 雾化吸入，这几个要点不可不知

【任务评价】▶▶▶

任务考核评价表

班级：		姓名：	学号：
序号	考核项目内容	答案	
1	慢性阻塞性肺疾病定义		
2	慢性阻塞性肺疾病的临床表现		
3	慢性阻塞性肺疾病的危险因素		
4	慢性阻塞性肺疾病的流行病学		

任务二
健康信息采集

【任务导入】▶▶▶

　　请对案例中的李爷爷进行健康信息采集。

【任务目标】▶▶▶

　　能正确地为案例中的李爷爷采集相关信息；此任务分为四个步骤。

【任务分析】▶▶▶

　　健康信息采集主要包括李爷爷的健康状况、既往史、家族史、生活习惯、体格检查、辅助检查等。

【任务实施】▶▶▶

　　步骤一　采集李爷爷的一般状况

　　一般状况包括年龄、性别、文化程度、经济收入、婚姻状况等。

🌿 做一做

　　通过信息采集，收集到案例中的李爷爷 67 岁，文盲，退休前为建筑工人，退休金每月 2000 元，配偶身体健康。

　　步骤二　采集李爷爷的患病情况

　　主要包括病史发病年龄、起病特点、饮食与运动习惯、营养状况、体重变化，是否接受过慢性阻塞性肺疾病教育；以往治疗方案和治疗效果，目前治疗情况、并发症发生史，发生频率严重程度和原因。

✏ 试一试

　　通过采集发现李爷爷既往慢性阻塞性肺疾病病史十年，退休在家，吸烟三十余年，1 年前每日吸烟 10 支左右，目前每日吸烟 5 支。平时每日早起锻炼 30min，主要是快走或打太极拳。未曾参加慢性阻塞性肺疾病健康教育，现在每日吸入沙美特罗替卡松粉吸入剂，每次 1 吸（50μg 沙美特罗和 500μg 丙酸氟替卡松），每日 2 次。上一年发生急性加重 1 次。

否认冠心病、心力衰竭、脑血管病、糖尿病、痛风、血脂异常、睡眠呼吸暂停综合征等疾病。

步骤三　体格检查

体格检查包括肺部检查、血压、心率、心电图检查。

试一试

通过检查发现李爷爷为桶状胸，心率 85 次 /min，血压 140/80mmHg，肺叩诊呈过度清音，心浊音界缩小；肺肝界降低，双肺呼吸音减低，呼气延长，平静呼吸时偶可闻及干性啰音，未闻及湿性啰音，心音遥远。腹部体格检查无异常。心电图检查无异常。

步骤四　实验室检查

主要检查血生化包括肾功能、血脂四项、肝功能；肺功能检查；胸部X线检查。

做一做

通过检查发现李爷爷血生化指标正常。FEV1% 预计值为 78%。X 线征象为肺过度充气：肺容积增大，胸腔前后径增长，肋骨走向变平，肺野透亮度增高，横膈位置低平，心脏悬垂狭长，肺门血管纹理呈残根状，肺野外周血管纹理纤细稀少等，可见肺大疱形成。

【任务评价】▶▶▶

26. 肺气肿胸部 CT

27. 哮鸣音

任务考核评价表

班级：			姓名：	学号：	
序号	考核项目内容		考核标准	成绩	备注
1	能正确地回答慢性阻塞性肺疾病的健康监测内容包括哪些		回答问题能抓住要点、重点，答题准确，描述清晰，表达流利	30%	
2	动手操作能力		完成任务中的动手任务	40%	
3	团队协作能力		互帮互学，共同完成任务，方法得当，交流及时，提问到位	10%	
4	职业素养		团队意识、服务意识强，文明沟通	10%	
5	日常考核		按时签到，精力集中	10%	

任务三 健康评估

【任务导入】▶▶▶

请对案例中的李爷爷进行健康评估。

【任务目标】▶▶▶

能正确地为案例中的李爷爷进行健康评估。

【任务分析】▶▶▶

主要是通过信息采集和相关检查来评估患者是否存在急危重症，是否合并并发症或者其他系统严重疾病。

【任务实施】▶▶▶

该任务主要分为三步。

步骤一 评估气流受限程度

李爷爷FEV1%预计值为78%。肺功能分级为Ⅱ级。

步骤二 评估呼吸困难严重程度

根据改良版英国医学研究委员会呼吸问卷（mMRC），李爷爷在平地快步行走或步行爬小坡时出现气短，呼吸困难评价等级为1级。提示李爷爷症状较轻，生活质量尚可。采用慢性阻塞性肺疾病患者自我评估测试（CAT）问卷进行评估，得分12为"中等影响"，见表2-3-4。

表 2-3-4　CAT 问卷

从不咳嗽	0	1	2	3	4	5	总是在咳嗽
一点痰也没有	0	1	2	3	4	5	有很多痰
没有任何胸闷的感觉	0	1	2	3	4	5	有很严重的胸闷感觉
爬坡或上一层楼梯时，没有气喘的感觉	0	1	2	3	4	5	爬坡或上一层楼梯时，感觉严重喘不过气来
在家里能够做任何事情	0	1	2	3	4	5	在家里做任何事情都很受影响
尽管有肺部疾病，但对外出很有信心	0	1	2	3	4	5	由于有肺部疾病，对离开家一点信心都没有
睡眠非常好	0	1	2	3	4	5	由于有肺部疾病，睡眠相当差
精力旺盛	0	1	2	3	4	5	一点精力都没有

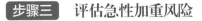 **步骤三** 评估急性加重风险

　　李爷爷上一年发生急性加重少于2次，预示以后频繁发生急性加重的风险低。通过以上评估李爷爷为A组：症状轻微（即mMRC分级＜2级或CAT评分＜10）且急性加重风险低（即每年急性加重0～1次）。

　　对李爷爷的健康管理主要解决以下问题：

　　（1）认识到慢性阻塞性肺疾病可以通过肺康复改善症状，积极进行康复。

　　（2）教育与督促患者戒烟。

　　（3）对家庭照护者进行健康教育。

【任务评价】▶▶▶

任务考核评价表

班级：		姓名：		学号：	
序号	考核项目内容	考核标准		成绩	备注
1	能对慢性阻塞性肺疾病的患者进行健康评估	准确，描述清晰，表达流利		30%	
2	动手操作能力	完成任务中的动手任务		40%	
3	团队协作能力	互帮互学，共同完成任务，方法得当，交流及时，提问到位		10%	
4	职业素养	团队意识、服务意识强，文明沟通		10%	
5	日常考核	按时签到，精力集中		10%	

任务四　健康干预

慢性阻塞性肺疾病患者的健康干预主要包括四个子任务，分别是慢性阻塞性肺疾病健康教育、生活方式干预、肺康复、用药管理。

子任务一　健康教育

【任务导入】▶▶▶

健康管理师通过交谈发现李爷爷并不了解慢性阻塞性肺疾病的危害，他认为只要按时用药就不会发作，认为每日吸烟 5 支没有问题。请你为李爷爷进行健康教育。

【任务目标】▶▶▶

能正确地为案例中的李爷爷进行健康教育。

【任务分析】▶▶▶

对慢性阻塞性肺疾病患者的健康教育包括以下几个步骤。

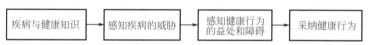

【任务实施】▶▶▶

步骤一　感知疾病的威胁

（一）认知呼吸系统的功能

人需要氧气才能生存，呼吸系统由肺及呼吸道组成，呼吸道是空气进入人体的通道，肺是人体与外界进行气体交换的场所。呼吸运动，包括吸气和呼气。人体通过呼吸系统从外界吸入氧气，排出废气（二氧化碳），如果它受到损害，人体就会感到呼吸困难，即"憋气"，严重时也会危及生命。

（二）认知慢性阻塞性肺疾病定义

慢性支气管炎或 / 和肺气肿患者，肺功能检查出现气流受限并且不能完全可逆时，则诊断为 COPD。它的主要特点是气道的慢性炎症以及进行性气道阻塞。临床上表现为长期反复咳嗽、咳痰和喘息。由于肺有较大的代偿功能，早期的 COPD 往往比较隐匿，但其是一种可以预防、可以治疗的疾病。

（三）认知环境中哪些因素可导致 COPD

1. 吸烟

吸烟是 COPD 最重要的环境发病因素。烟草燃烧时会释放出四百多种化学物质：其中尼古丁（又称烟碱）有剧毒，每支香烟约含 1.5mg 尼古丁，即可毒死一只小白鼠，40～60 支烟的尼古丁能毒死一个人，它也是主要的成瘾源。苯并芘、烟焦油为强致癌物质。90% 的肺癌是由吸烟引起，每日吸烟 20 支的人与不吸烟的人相比，患肺癌的人数是后者的 10.8 倍，75% 的慢性支气管炎是由吸烟引起，患慢性支气管炎和肺气肿者为不吸烟者的 6.1 倍。

吸烟者的肺功能异常率较高，FEV1 年下降率较快，吸烟者死于 COPD 的人数多于非吸烟者。

2. 职业粉尘和化学物质

伴随着社会工业化发展，刺激性烟雾、粉尘、大气污染（如二氧化氮、二氧化硫等）日渐严重，对人体呼吸道是一种慢性刺激，可诱发 COPD，并使病情恶化。

3. 空气污染

化学气体（氯、氧化氮和二氧化硫等）对支气管黏膜有刺激和细胞毒性作用。

4. 生物燃料烟雾

生物燃料是指柴草、木头、木炭、庄稼杆和动物粪便等，其烟雾的主要有害成分包括碳氧化物、氮氧化物、硫氧化物和未燃烧完全的碳氢化合物颗粒与多环有机化合物等。使用生物燃料烹饪时产生的大量烟雾可能是不吸烟妇女发生 COPD 的重要原因。

5. 感染

呼吸道感染是 COPD 发病和加剧的另一个重要因素，病毒和 / 或细菌感染是 COPD 急性加重的常见原因。

（四）认知慢性阻塞性肺疾病的危害

COPD 患者由于肺功能受损，使得呼吸功增加，能量消耗增大，即便坐着或躺着呼吸，病人也感觉像负重，难以喘息。因此，一旦患病，不仅患者自身生活质量降低，而且长年用药、氧疗等治疗的花费较大，给家庭和社会带来沉重的负担。

28. 什么是三手烟

> 有以下特征性症状和疾病危险因素接触史的任何人，要考虑 COPD 的诊断：慢性咳嗽、咳痰、气短或呼吸困难，或伴有以下危险因素：吸烟，职业性粉尘和化学物质，来自家庭烹调和取暖燃料的烟雾接触史，空气污染等。具有 COPD 家族史、过敏史、哮喘或气道高反应病史、反复呼吸道感染史、营养低下的人群，均属于 COPD 的易感人群或高危人群。

29. 吸烟的危害

步骤二 感知健康行为的益处和障碍

（一）认知吸烟为什么成瘾

吸烟是一种很容易上瘾的行为，烟草中的尼古丁被吸入人体后 7s 之内就会到达大脑，促进大脑分泌多巴胺，与大脑中的尼古丁受体结合。我们可以用"用进废退"来形容这个过程。随着吸烟时间的增长，吸入的尼古丁越多，大脑产生的尼古丁受体就越多，人体对尼古丁的需求就越大。相反，停止尼古丁的摄入后，大脑内的尼古丁受体也会慢慢减少（这期间会有一段比较难以自我控制的时期），逐渐退化，从而使人体对尼古丁的需求也相应降低，直至消失。但是尼古丁受体不会完全消失，一旦再次吸入尼古丁，受体便会重新活跃起来。因此，戒烟者要注意不要再吸烟，否则将会引起更强的烟草依赖。

（二）认知戒烟后身体的变化

20min 后：血压、脉搏趋向正常；手和脚温度趋向正常。

8h 后：体内的一氧化碳水平趋向正常；体内的氧水平趋向正常。

24h 后：心脏病发作机会开始减少。

48h 后：神经末端再生；手和脚的血液循环得到改善；嗅觉、味觉能力明显改变。

72h 后：呼吸较轻松；肺活量开始增加。

1.5～2 周后：肺功能改善 30%；心脏病危险大大地降低；循环继续改善。

1～9 个月后：咳嗽、鼻塞、疲劳和呼吸困难减少；肺内纤毛重生，控制黏液的能力增加，清理肺部，减少感染；总的体能水平增加。

5 年后：患癌症概率会大大地降低；患心脏病危险性显著下降。

10 年后：患肺癌的概率控制到最低；癌前细胞被替代；其他与吸烟有关癌症的机会减少。

（三）认知戒烟常见的问题

1. 对烟草的依赖性

有些人戒烟时会感觉不舒服，这是典型的戒断症状，如果有专业人员的辅导和建议，可以轻松应对戒断症状。大部分的戒断症状在戒烟 1～2 周后都会消失。

2. 听从身边戒烟失败者的言论

戒烟需要身边人的支持。应在开始前就寻找支持者而非阻挠者，不要听从身边戒烟失败者的言论，比如有的人说戒烟后，比戒烟前咳嗽的更厉害，为什么？事实是他的肺正在加倍运作，把堆积在肺部的焦油和黏液排出体外。这种咳嗽会在一两周后，等肺部清除这些杂质后就会消失。人们可以在戒烟初期寻找监督者，因为戒烟的第一个月是最艰难的，此时戒烟的空虚感开始产生，心理上也面临着动摇的风险。只要能够渡过这道难关，人们便有 85% 的希望继续坚持戒烟。

3. 对低焦油卷烟危害的认识误区仍然存在

公众对于低焦油卷烟的危害缺乏正确认知，对"低焦油不等于低危害"的正确认知比例仅为 18.1 %。研究发现，因焦油、尼古丁含量少，吸烟者会增加吸烟量和吸烟深度，从而令吸烟的危害与普通烟一样，甚至更高。

步骤三 **家庭照护者的培训**

COPD 患者主要是居家康复，因此需要家庭照护者有效地参与、帮助督促和鼓励，可以有效地观察病情变化，做好居家康复和生活照护，配合完成康复期的健康管理，改善患者的生活质量。家属应在生活、工作中关心患者，制订亲属情感支持计划，重视并加强家庭和社会方面的亲情支持，了解家庭支持对不良心理状态的缓冲作用。家庭照护者培训主要内容包括了解 COPD 发生、发展过程的基础知识，掌握饮食干预、体力活动、呼吸肌训练、呼吸康复的原则和方法，掌握 COPD 常用治疗药物的用法、注意事项、不良反应等。

急性加重时，在家应该让患者半卧位或坐位，使用腹式呼吸并配合嘬嘴呼吸。使用扩张支气管的药物（支气管扩张剂能够松弛围绕着呼吸管道的肌肉，使管道内径更大，更易于气体进出）并及时就医。

步骤四 **采纳健康行为**

（1）学习慢性阻塞性肺疾病的基本知识，认识慢性阻塞性肺疾病的危害。

（2）戒烟。

（3）坚持健康的生活方式。

（4）学会肺康复锻炼方法。

（5）遵医嘱服药。

（6）定期到医院复查，如果出现咳嗽加重、喘息等症状随时去医院检查。

> COPD 患者入院适应证：症状显著加剧，如突然出现的静息状况下呼吸困难；重度 COPD；出现新的体征或原有体征加重（如发绀、意识改变、外周水肿）；有严重的合并症（如心力衰竭或新出现的心律失常）；初始药物治疗急性加重失败；高龄患者；诊断不明确；院外治疗无效或医疗条件差。

30. 慢性阻塞性肺疾病健康教育

【任务评价】▶▶▶

张奶奶，62 岁，小学文化，吸烟三十余年，刚诊断慢性阻塞性肺疾病 1 个月，迫切想了解慢性阻塞性肺疾病的相关知识。根据学习过的内容，请你设计一份张奶奶能回家学习的慢性阻塞性肺疾病健康教育材料，根据评价表完成自我评定。

该任务主要学习慢性阻塞性肺疾病患者的健康教育，任务完成后，理论上主要考核学生对慢性阻塞性肺疾病健康教育的内容掌握情况。技能上重点考核能否指导患者戒烟。考核评价表如下表所示。

任务考核评价表

班级：		姓名：		学号：	
序号	考核项目内容	考核标准		成绩	备注
1	理论学习	回答问题能抓住要点、重点，答题准确，描述清晰，表达流利		30%	
2	动手操作能力	完成任务导入中的案例指导		40%	
3	团队协作能力	互帮互学，共同完成任务，方法得当，交流及时，提问到位		10%	
4	职业素养	团队意识、服务意识强，文明沟通		10%	
5	日常考核	按时签到，精力集中		10%	

子任务二 生活方式干预

【任务导入】►►►

案例中的李爷爷经过健康教育之后意识到自身慢性阻塞性肺疾病的严重性，但是不知道如何戒烟，迫切想要戒烟。请你指导李爷爷戒烟。

【任务目标】►►►

能正确地指导案例中的李爷爷戒烟。

【任务分析】►►►

生活方式干预是慢性阻塞性肺疾病的一项基础治疗措施，包括减少危险因素暴露、营养支持，必须长期严格执行，是综合管理的重要组成部分。

【任务实施】►►►

李爷爷现在主要问题是吸烟。该子任务主要分为两个步骤完成。

步骤一 烟草依赖评估

（一）是否存在烟草依赖

在过去 1 年内体验过或表现出下列 6 项中的至少 3 项，可以做出诊断，见表 2-3-5。

表 2-3-5 烟草依赖诊断依据

表现	李爷爷是否有该表现
强烈渴求吸烟	是
难以控制吸烟行为	是
当停止吸烟或减少吸烟量后，出现戒断症状	是
出现烟草耐受表现，即需要增加吸烟量才能获得过去吸较少量烟即可获得的吸烟感受	否
为吸烟而放弃或减少其他活动及喜好	是
不顾吸烟的危害而坚持吸烟	是

根据以上评估，李爷爷存在烟草依赖。

（二）烟草依赖严重程度的评估

使用烟草依赖评估量表（表 2-3-6）评估其严重程度。0～3 分：轻度烟草依赖；4～6 分：中度烟草依赖；≥7 分：重度烟草依赖。

表 2-3-6　烟草依赖评估量表

评估内容	0分	1分	2分	3分	得分
您早晨醒来后多长时间吸第一支烟？	> 60min	31 ～ 60min	6 ～ 30min	≤ 5min	1
您是否在许多禁烟场所很难控制吸烟？	否	是			1
您认为哪一支烟最不愿意放弃？	其他时间	晨起第一支			1
您每天吸多少支卷烟？	≤ 10 支	11 ～ 20 支	21 ～ 30 支	> 30 支	0
您早晨醒来后第 1 个小时是否比其他时间吸烟多？	否	是			0
您患病在床时仍旧吸烟吗？	否	是			1

李爷爷为中度烟草依赖。

步骤二　提供戒烟帮助

（一）做好戒烟计划

1. 记录您一周的吸烟习惯，并开始为戒烟做准备

具体的戒烟准备可参考图 2-3-1 中的内容。戒烟过程中的行为记录表可参考表 2-3-7。

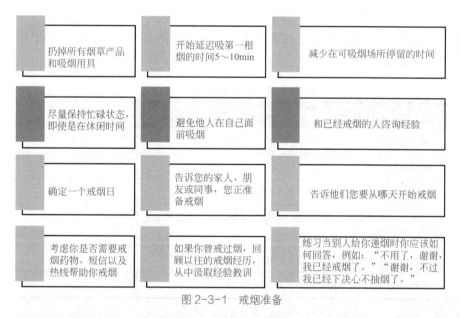

图 2-3-1　戒烟准备

表 2-3-7　吸烟行为记录表

支数	时间	地点	和谁在一起	心情	需要程度

2. 执行戒烟

在设定开始戒烟的日子，从这一天开始完全戒烟，一口也不再吸。扔掉家里、汽车以及工作场所的烟及烟灰缸，禁止别人在您家里吸烟。告诉配偶、家庭成员、朋友、同事以及其他密切接触的人，自己已经戒烟，希望得到他们的鼓励与支持。

不要在戒烟后尝试吸烟，即使是一口烟。改变与吸烟密切相关的生活行为习惯，如改变清晨的行为顺序，先洗漱、吃饭，再上卫生间等；建立一些补偿行为，可借用一些替代物，如饮水、咀嚼无糖口香糖等。应鼓励家中其他吸烟者共同戒烟，至少要求他们不在戒烟者面前吸烟。

在戒烟过程中为了缓解各种症状可参考图 2-3-2 的方法。

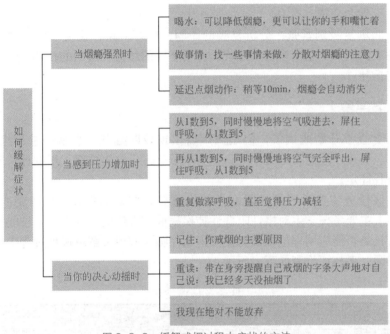

图 2-3-2 缓解戒烟过程中症状的方法

（二）提供戒烟资料

向吸烟者提供戒烟资料。

（三）戒烟药物

规范使用药物可以减轻戒断症状，提高戒烟成功率。常用药物：尼古丁替代类（贴剂、咀嚼胶、舌下含片等）、安非他酮类以及尼古丁受体部分激动剂——伐尼克兰。建议患者到医院戒烟门诊咨询购买。

（四）防止复吸

1. 复吸的发生

复吸多发生在戒烟后较短的时间内，新近戒烟者面临较高的复吸风险，但戒烟数月甚至数年后仍可发生复吸。

对于开始戒烟者，应给予充分肯定，并强调戒烟对健康的巨大益处，并帮助他们解决戒烟中遇到的问题。应持续关注戒烟者的戒烟进程，并告知戒烟者若出现复吸倾向应主动寻求帮助。对戒烟成功者，可与他们探讨戒烟的经验，进一步巩固戒烟状态。告诫戒烟成功者可能还会遇到诱导其复吸的因素，应有所戒备并加以抵制。告知戒烟者如有复吸发生，应尽早报告以获得及时干预，不要"羞于"报告。

2. 防止复吸的小窍门

将所有可能复吸的环境列出来，提前想好应对方法；养成让手闲不住的习惯，例如弹吉他、养鱼、打球或绘画；在家里和办公室张贴"禁止吸烟"标识提醒自己；尽量去禁止吸烟的场所；将戒烟的好处告诉吸烟的朋友，鼓励他们一起戒烟；定期对自己能维持戒烟状态给予奖赏；增加体育锻炼，能使身体释放改善情绪的内啡肽。

3. 偶尔复吸怎么办

偶尔复吸别紧张，分析复吸的原因，想好对策，避免因同样诱因导致复吸；戒烟不是个容易的过程，需要坚定的毅力、适当的技巧和专业人员的指导。

【任务评价】 ▶▶▶

李爷爷开始戒烟了，但是戒烟后出现戒断症状，吸烟渴求、焦虑、抑郁、头痛、注意力不集中等，请为李爷爷提供解决方案，根据评价表完成自我评定。

该任务主要学习慢性阻塞性肺疾病病人的戒烟指导，任务完成后，理论上主要考核学生对慢性阻塞性肺疾病戒烟方法的认知程度。技能上重点考核是否能应用理论知识为慢性阻塞性肺疾病患者解决戒烟过程中出现的问题。考核评价表如下表所示。

31. 慢性阻塞性肺疾病自我管理

任务考核评价表

班级：		姓名：	学号：	
序号	考核项目内容	考核标准	成绩	备注
1	慢性阻塞性肺疾病患者的戒烟指导	回答问题能抓住要点、重点，答题准确，描述清晰，表达流利	30%	
2	动手操作能力	完成任务导入中的案例指导	40%	
3	团队协作能力	互帮互学，共同完成任务，方法得当，交流及时，提问到位	10%	
4	职业素养	团队意识、服务意识强，文明沟通	10%	
5	日常考核	按时签到，精力集中	10%	

子任务三　肺康复

【任务导入】▶▶▶

李爷爷目前在平地快步行走或步行爬小坡时出现气短，呼吸困难评价等级为1级。提示李爷爷症状较轻，生活质量尚可。通过哪些方式可以改善李爷爷的肺功能呢？请你指导李爷爷进行肺康复训练。

【任务目标】▶▶▶

能正确地指导李爷爷进行肺康复训练。

【任务分析】▶▶▶

该任务可以分成三个步骤进行。

【任务实施】▶▶▶

肺康复目标是改善慢性呼吸系统疾病患者的身体和心理状况，并且长期坚持改善健康行为。肺康复治疗可减少COPD患者的呼吸困难症状，提高运动能力及健康状况，改善生活质量，增加患者参加社会生活的能力，已成为COPD患者管理中的重要部分。内容包括呼吸训练、排痰训练和运动训练等方面，其中运动训练是肺康复的基石。

步骤一　呼吸训练

目标：①恢复横膈的正常位置和功能；②通过减低病变部位小气道在呼气时过早闭合和提高每一呼吸周期的效率，以减低呼吸频率；③减少呼吸能耗；④减轻呼吸困难及患者焦虑情绪。

1. 腹式呼吸训练

腹式呼吸训练是强调膈肌运动为主的训练方法。它可以改善异常呼吸模式，有效地减少辅助呼吸肌的参与，从而达到提高呼吸效率，降低呼吸能耗的目的。

患者仰卧位或坐位（前倾倚靠位），全身放松，一只手放于腹部，另一只手放于胸部，吸气时腹部慢慢鼓起，要深长而缓慢地吸气，使放在腹壁上的手感到腹部在运动，而放在胸上的手使胸廓运动保持最小。缩唇将气缓慢吹出，手下压腹腔，最大限度地向内收缩腹部，胸部保持不动，通过经口缩唇缓慢呼出气体。吸气与呼气的时间比约为1∶2，患者刚开始练习时，一次练习1～2min，逐渐增加至每次10～15min，每日锻炼2次，持续6～8周。

2. 抗阻呼气训练

抗阻呼气训练是在呼气时施加阻力的呼吸训练方法，以适当增加气道阻力，减轻或防止病变部位小气道在呼气时过早闭合，从而达到改善通气和换气，减少肺内残气量的目的。

患者处于舒适放松体位，闭嘴经鼻吸气数秒，呼气时将嘴缩紧向前突出，如吹口哨样，缓慢呼气，同时放松腹部，一般吸气 2s，在 4 ～ 6s 内将气体缓慢呼出，吸气与呼气时间比为 1 ∶（2 ～ 3），呼吸频率 < 20 次 /min。呼气时由于软腭自动抬高完全堵塞鼻咽腔入口，因此无气流通过鼻腔。呼气时缩唇大小由患者自行调整，不宜过大或过小。通常部分呼吸困难的患者采用此法可改善气促。在大多数情况下，患者掌握腹式呼吸后，可不再使用缩唇呼吸方式进行训练。

3. 呼吸肌训练

呼吸肌训练可以增强呼吸肌的肌力和耐力，改善呼吸肌功能，缓解呼吸困难症状。

增强吸气肌练习：在能力允许的情况下，尽可能选择坐位或者站立位进行呼吸训练。选择合适的训练装置（常见装置：雷文顿呼吸训练器，三球呼吸训练器等）。患者吸气时，吸气孔逐渐变小，旨在增加吸气肌负荷。呼吸频率 10 ～ 20 次 /min，开始时练习 3 ～ 5min，每日 3 ～ 5 次，以后练习时间可增加至 20 ～ 30min，以增加吸气肌耐力。这种训练的呼吸频率通常保持在 10 ～ 20 次 /min。

步骤二 排痰训练

排痰训练包括体位引流，胸部叩击、震颤及咳嗽训练。目的是促进呼吸道分泌物排出，降低气流阻力，减少支气管肺的感染。

1. 体位引流

体位引流是指对分泌物的重力引流，不同的病变部位应采用不同的引流体位，利用重力促使各个肺段内积聚的分泌物排出，清除肺叶或肺段的黏液。引流体位应处于病变肺段的高位，引流支气管开口向下，使病变部位痰液向主支气管引流。同时，配合拍背、震颤等，多能获得明显的效果。引流频率视分泌物多少而定，痰量少者，每日上午、下午各引流一次。每次引流一个部位，时间 5 ～ 10min。如有数个部位，则总时间不超过 30 ～ 45min，以免患者疲劳。

2. 胸部叩击

胸部叩击是借助叩击所产生的振动和重力作用，使滞留在气道内的分泌物松动，并移行到中心气道，最后通过咳嗽排出体外。方法：患者取坐位或仰卧位，治疗者站在患者的后方或侧后方，治疗者手指并拢，掌心呈杯状，运用腕关节在引流部位胸壁上振动，双手轮流轻叩 30 ～ 45s。患者可自由呼吸，连续 3 ～ 5 次。叩击拍打后用双手交叉重叠按在患者胸壁部并加压，此时嘱患者做深呼吸、有效咳嗽，以促使分泌物排出，时间 1 ～ 5min。

3. 咳嗽训练

患者进行 2 次深呼吸后，再深吸一口气后屏气 3 ～ 5s，身体前倾，腹部收缩，用胸腹部力量行 2 ～ 3 次短促有力咳嗽，咳嗽的声音应由胸部振动而发出，排出痰液后调整呼吸，舒缓气喘，如此反复。反复 2 ～ 3 次，休息几分钟后可再次开始。

步骤三　运动训练

通过运动训练可使肌细胞内线粒体数目增多，体积增大，增加其氧传递和氧化功能，推迟无氧代谢，减少 CO_2、H^+ 生成和通气驱动，从而减轻运动中呼吸困难的症状。运动训练还可增加患者的气体交换能力、改善心肺功能、提高运动耐量和最大摄氧量，从而改善呼吸困难，提高健康相关生存质量。

1. 肌肉耐力训练

肌肉耐力训练是上下肢训练的经典形式，目的是使行走的肌肉处于良好的状态，提高心肺的适应性，减少与呼吸困难和疲劳有关的身体活动增加的联系。

地面行走锻炼，匀速行走，速度 80 ～ 120 步 /min，每次至少 45min，使心率达到靶心率范围，并且持续 10min 以上。

功率自行车训练，每次 40min；训练过程中密切观察患者一般状态。

间歇性训练是短时间（1 ～ 2min）内的高强度运动（最大运动量的80% ～ 120%），与休息或低强度运动交替进行，可帮助患者实现较大强度运动，且呼吸困难和疲劳感较少，获益与有氧训练相当。对于病情较重的 COPD 患者，间歇性训练是治疗肌肉功能障碍和恢复运动能力的最佳疗法之一。

2. 抗阻训练

患者依次完成 5 个动作的抗阻训练，包括坐位扩胸、坐位前推、坐位上举、屈膝、伸膝，每个动作重复 6 ～ 8 次，每次至少持续 3s，循环4 次。

3. 神经肌肉电刺激

COPD 患者电刺激频率通常为 15 ～ 75Hz，脉宽 300 ～ 400μs，脉冲电流 10 ～ 100mA，强度逐渐增加，直至看到强烈的肌肉收缩或达到最大耐受强度；每次 30min，每日 60min，每周 5 日，共 30 日。

32. 呼吸操

【任务评价】 ▶▶▶

根据学习过的内容，自主练习为李爷爷制订肺康复方案，根据评价表完成自我评定，上传学习平台。

该任务主要学习慢性阻塞性肺疾病患者的肺康复，任务完成后，理论上主要考核学生对慢性阻塞性肺疾病肺康复重要性的认知程度。技能上重点考核能否应用理论知识为慢性阻塞性肺疾病患者制订肺康复方案。考核评价表如下。

任务考核评价表

班级：		姓名：	学号：	
序号	考核项目内容	考核标准	成绩	备注
1	慢性阻塞性肺疾病患者的肺康复指导	回答问题能抓住要点、重点，答题准确，描述清晰，表达流利	30%	
2	动手操作能力	完成任务导入中的案例指导	40%	
3	团队协作能力	互帮互学，共同完成任务，方法得当，交流及时，提问到位	10%	
4	职业素养	团队意识、服务意识强，文明沟通	10%	
5	日常考核	按时签到，精力集中	10%	

子任务四　用药管理

【任务导入】▶▶▶

李爷爷目前每日吸入沙美特罗替卡松粉吸入剂，每次 1 吸（50μg 沙美特罗和 500μg 丙酸氟替卡松），每日 2 次。但是你发现李爷爷在吸入时操作不规范，请你为李爷爷进行药物吸入指导。

【任务目标】▶▶▶

能正确地为案例中的李爷爷进行药物吸入指导。

【任务分析】▶▶▶

吸入给药，是一种方便且高效的药物治疗方式，吸入给药可使药物直接到达靶器官，增加局部药物浓度，减少全身性的药物吸收，从而提高疗效、减少不良反应的发生。错误的用药方式，会导致药物无法正确地到达作用部位，甚至无法正常发挥药效，从而达不到良好的治疗效果。因此，指导患者正确吸入药物至关重要。

【任务实施】▶▶▶

步骤一　准备

当从药盒中取出准纳器时，准纳器应处于关闭位置。一个新的准纳器应含 28 个或 60 个剂量的药物。剂量指示器显示剩余药量。该准纳器为一模制塑料装置，内缠绕一铝箔条，上面整齐排列着 28 个或 60 个装有药物的泡眼。每个剂量的药物计量准确并保持清洁。无需养护，也无需重新填充。

准纳器上部的剂量指示窗口显示剩余药量。数目 5 ~ 0 将显示为红色，警告剩余剂量已不多。

步骤二　使用

1. 打开

欲打开准纳器用一手握住外壳，另一手的拇指放在拇指柄上。向外推动拇指直至完全打开。

2. 推开

握住准纳器使得吸嘴对着自己。向外推滑动杆，直至发出咔嗒声。表明准纳器已做好吸药的准备。每次当滑动杆向后滑动时，使一个剂量药物备好以供吸入。在剂量指示窗口有相应显示。不要随意拨动滑动杆以免造成药物的浪费。

3. 吸入

握住准纳器并使之远离嘴。在保证平稳呼吸的前提下，尽量呼气。切记不要将气呼入准纳器中。将吸嘴放入口中。由准纳器深深地、平稳地吸入药物。切勿从鼻吸入。将准纳器从口中拿出。继续屏气约 10s，在没有不适的情况下尽量屏住呼吸。缓慢恢复呼气。

4. 关闭

关闭准纳器，将拇指放在拇指柄上，尽量快地向后拉。当关上准纳器时，发出咔嗒声表明关闭。滑动杆自动返回原有位置，并复位。准纳器又可用于下一吸药物的使用。用完后，用水漱口并吐出。

5. 注意事项

保持准纳器干燥。不用的时候保持关闭状态。不要对着准纳器呼气。只有准备吸入药物时才可推动滑动杆。

33. 呼吸困难

34. 气雾剂吸入方法

【任务评价】▶▶▶

目前李爷爷使用了沙美特罗替卡松治疗，根据学习过的内容，自主练习为李爷爷进行用药指导，根据评价表完成自我评定。

该任务主要学习慢性阻塞性肺疾病患者的用药管理，任务完成后，理论上主要考核学生对平喘药的认知程度。技能上重点考核能否应用理论知识指导慢性阻塞性肺疾病患者合理用药。考核评价表如下表所示。

任务考核评价表

班级：		姓名：		学号：	
序号	考核项目内容	考核标准		成绩	备注
1	慢性阻塞性肺疾病患者的用药管理	回答问题能抓住要点、重点，答题准确，描述清晰，表达流利		30%	
2	动手操作能力	完成任务导入中的案例指导		40%	
3	团队协作能力	互帮互学，共同完成任务，方法得当，交流及时，提问到位		10%	
4	职业素养	团队意识、服务意识强，文明沟通		10%	
5	日常考核	按时签到，精力集中		10%	

想一想： 如何进行用药指导？

赵爷爷，75 岁，对于沙丁胺醇气雾剂的使用方法有疑问，来询问。如何指导赵爷爷使用气雾剂？

（林　彬）

项目四
冠心病的健康管理

【案例】

张某，男，58岁，劳累后心前区疼痛两年，加重2日，患者于两年前无明显诱因出现胸痛、胸闷，时伴有心悸，劳累时可加重，休息或含服硝酸甘油后上述症状可缓解，曾于门诊测血压发现血压高，最高时血压达180/110mmHg，查心电图提示"心肌供血不足"，诊断为"冠心病，原发性高血压"，予降压、扩血管等口服药物治疗症状可缓解，但易于反复。近两日无明显诱因感觉症状较前加重，做冠状动脉造影示冠状动脉粥样硬化。从以上信息可以看出，该患者患有冠心病，请对其进行健康管理。

【项目导读】

项目重点介绍冠心病的健康管，能够对冠心病人群进行初步的健康指导。

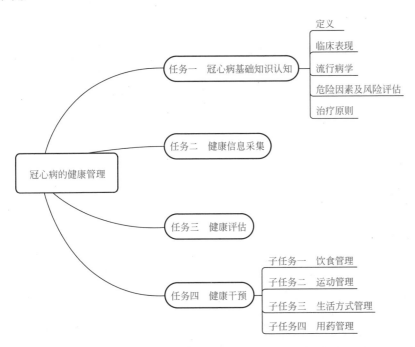

项目四　冠心病的健康管理　103

【项目学习目标】

能够正确地说出冠心病的定义、临床表现、危险因素。

能够对冠心病进行健康监测。

能够对冠心病的风险和并发症的风险进行评估。

能够正确地对冠心病人群进行健康干预。

【项目实施】

该项目共有四个任务，每个任务又细分成不同的子任务。学生通过该项目的学习，达到能够对冠心病人群实施正确的健康管理的目的。

任务一
冠心病基础知识认知

【任务导入】►►►

要对案例中的张某进行健康管理，首先需要完成冠心病基础知识的学习，为后续的健康指导奠定基础。

【任务目标】►►►

掌握冠心病相关的理论知识。

【任务分析】►►►

该任务分为五个步骤，包括认知冠心病的定义，认知冠心病的临床表现，认知冠心病的流行病学，认知冠心病的危险因素及风险评估，认知冠心病的治疗原则。

【任务实施】►►►

步骤一　认知冠心病的定义

冠状动脉粥样硬化性心脏病指冠状动脉（简称冠脉）粥样硬化使血管腔狭窄或阻塞，和/或因冠状动脉功能性异常（痉挛）导致心肌缺血缺氧或坏死而引起的心脏病，统称冠状动脉粥样硬化性心脏病，简称冠心病，属缺血性心脏病，是动脉粥样硬化导致人体器官病变的最常见类型。冠心病多在中年以上发病，男性发病率、死亡率明显高于女，脑力劳动者较多，严重危害人类的健康。

步骤二　认知冠心病的临床表现

近年来，常根据发病特性及治疗不同，将冠心病分为两大类：慢性冠脉疾病和急性冠脉综合征，其中前者包括隐匿性冠心病、稳定型心绞痛及缺血性心肌病；后者包括不稳定型心绞痛、ST 段抬高型心肌梗死及非ST 段抬高型心肌梗死，其中心绞痛和心肌梗死是发病较多的类型。

心绞痛临床特点为前胸阵发性、压榨样疼痛，可伴有其他症状，疼痛主要位于胸骨后部，可放射至心前区与左上肢，劳动或情绪激动、饱食时常发生。心肌梗死是心肌缺血性坏死，是在冠脉病变的基础上，发生冠脉血供急剧减少或中断，使相应的心肌严重而持久地急性缺血导致心肌坏死，临床表现为持久的胸骨后剧烈疼痛、发热、白细胞计数和血清心肌坏死标志物增高以及心电图进行性改变。可发生心律失常、休克或心力衰竭，属冠心病的严重类型。在有临床症状的冠心病患者中，有 1/3 ～ 1/2 以急性心肌梗死为首发表现，急性心肌梗死临床症状差异极大，有些患者发病急骤病情极为严重，未到医院就已死于院外。另有 1/4 ～ 1/3 患者无自觉症状或症状很轻未就诊，其突出的症状为胸痛，疼痛较心绞痛更剧烈，呈压榨性难以忍受，患者有濒死感，烦躁不安。部位与心绞痛相同，但持续时间更久，多在 30min 或更长时间，休息和含化硝酸甘油不能缓解，常需要使用麻醉性镇痛剂。

对无急性心肌梗死病史，也无典型心绞痛的患者，需要综合冠心病的危险因素、年龄、性别、临床病史，其他心脏疾病的排除等方面考虑，但诊断心病的金标准，仍为冠状动脉造影检查。

步骤三　认知冠心病的流行病学

该病多发于中老年人群，有比较明显的地区及性别差异，男性多于女性，其中脑力劳动者居多，是发达国家流行病，目前，冠心病已成为欧美国家最常见的病种，如美国 35 ～ 84 岁人群中心肌梗死的发病率男性为 71‰，女性为 22‰，每年大约有 150 万人发生急性心梗。

近年来，在我国心血管疾病患病率、死亡率处于上升阶段，根据《中国心血管病报告 2018》显示，推算心血管病现患人数为 2.9 亿，其中冠心病 1100 万，心血管病死亡率居首位，高于肿瘤及其他疾病，占居民疾病死亡构成的 40% 以上，特别是农村近几年来心血管病死亡率持续高于城市。根据《中国卫生和计划生育统计年鉴（2017）》，2016 年中国城市和农村居民冠心病死亡率继续保持 2012 年以来的上升趋势，农村地区冠心病死亡率上升趋势明显，男性冠心病死亡率高于女性。2002—2016 年急性心肌梗死（AMI）死亡率总体仍呈上升趋势，2016 年 AMI 死亡率城市为 58.69/10 万，农村为 74.72/10 万。

根据国家卫生健康委员会冠心病介入治疗数据，2017 年大陆地区冠心病介入治疗总例数为 753142 例，较 2016 年增长 13%，2017 年经皮冠状动脉介入治疗（PCI）平均置入支架数为 1.47 枚。心脑血管病住院总费用也在快速增加，2004 年至今，年均增速远高于国民生产总值增速。中国心血管病负担日渐加重，已成为重的公共卫生问题，防治心血管病刻不容缓。

步骤四　认知冠心病的危险因素及风险评估

（一）冠心病的危险因素

影响冠心病发病的危险因素很多，流行病学研究确认了一系列冠心病的危险因素，其中包括年龄、血压、吸烟和血清总胆固醇的增高等，冠心病的主要危险因素如下。

（1）高血压：收缩压、舒张压的升高均会增加冠心病的发生风险。经过大量研究表明，高血压是冠心病的主要危险因素。

（2）血脂异常：高胆固醇血症、高甘油三酯血症与冠心病的发病均存在密切关联。

（3）糖尿病：流行病学研究显示糖尿病是冠心病发病的高危因素。

（4）超重：肥胖在冠心病危险因素中的作用逐步被发现。多项研究表明，超重可增加冠心病发生风险，尤其向心性肥胖更是冠心病的高危因素。

（5）吸烟：吸烟是冠心病的重要危险因素，已经达成共识。每日吸烟量越大、烟龄越长，冠心病患病风险越大。

（6）不良饮食习惯：不良饮食习惯包括过度热量摄入所导致的超重和肥胖，过多的胆固醇摄入引起的血脂紊乱，过多的盐摄入导致的血压不稳定等。另外，性别、心理社会因素及遗传因素对冠心病也有比较强的影响。

（二）冠心病的风险评估

风险评估包括病史采集、体格检查、实验室检查、心血管风险评估。

1. 病史采集

病史信息采集见表 2-4-1。

表 2-4-1　病史信息采集内容

病史采集	内容
病史	发病年龄，主要症状，疼痛的性质、持续时间、缓解方式及伴随症状，药物使用情况及治疗反应
个人史	生活方式（饮食、饮酒、吸烟等），体力活动
既往史	了解有无冠心病、心力衰竭、脑血管病、外周血管病、糖尿病、痛风、血脂异常、支气管哮喘、睡眠呼吸暂停综合征、肾脏疾病、甲状腺疾病等疾病及治疗情况
家族史	有无高血压、糖尿病、冠心病、脑卒中及其发病年龄等家族史
社会心理因素	了解家庭、工作、个人心理、文化程度等情况

2. 体格检查

测量身高、体重、腰围、心率、心律。

3. 实验室检查

（1）基本项目：血常规、血生化（空腹血糖、血脂、电解质、肝肾功能）、心电图。

（2）推荐项目：24h 动态血压、超声心动图、颈动脉超声、运动负荷试验、心肌损伤标志物检查。

（3）选择项目：怀疑心力衰竭的患者应考虑行脑钠肽 BNP/NT-proBNP 检查，若提示存在疑似甲状腺疾病，则建议行甲状腺功能检查，对于服用他汀类药物且自述症状提示肌病的患者行肌酸激酶检查。

4. 心血管风险评估

危险因素评估见表 2-4-2。

表 2-4-2 危险因素评估表

危险因素	内容
血压	血压（1～3级）
主要危险因素	吸烟或被动吸烟
	血脂异常（总胆固醇≥5.2mmol/L 或低密度脂蛋白胆固醇≥3.4mmol/L 或高密度脂蛋白胆固醇＜1.0mmol/L）
	糖耐量受损（餐后2h血糖7.8～11.0mmol/L）和（或）空腹血糖异常（6.1～6.9mmol/L）
	腹型肥胖（腰围：男性≥90cm，女性≥85cm）或肥胖（体质量指数≥28 kg/m²）
	早发心血管病家族史（一级亲属发病年龄＜50岁）等，其中高血压是目前最重要的心血管危险因素
其他危险因素	高钠低钾膳食、饮酒
	超重和肥胖、缺乏体力活动
	精神紧张
	年龄性别

要加强心血管病的一级预防和健康管理，开展心血管病风险评估和分层是重要基础。心血管病风险评估是检出心血管病高风险个体的必要手段，也是临床医师制订个体化治疗方案的重要依据，有助于医务人员对高危个体进行健康教育和健康管理。

（1）心血管病风险评估

我国学者建立了适合我国人群疾病特点，用于心血管病10年风险和终身风险评估的 China-PAR 模型，China-PAR 风险评估模型，需纳入：性别，年龄，现居住地（城市或农村），地域（北方或南方，以长江为界），腰围，总胆固醇，高密度脂蛋白胆固醇，当前血压水平，是否服用降压药，是否患有糖尿病，现在是否吸烟，有无心血管病家族史。心血管病总体风险评估分为心血管病10年风险评估（图2-4-1）和终身风险评估两大部分。

对于终身风险的高危个体，需要加强警惕，积极改善生活方式，以早期预防心血管病。已合并心血管病的患者属于极高危个体，需参照相应疾病的临床指南进行治疗和管理，不再进行本风险评估。

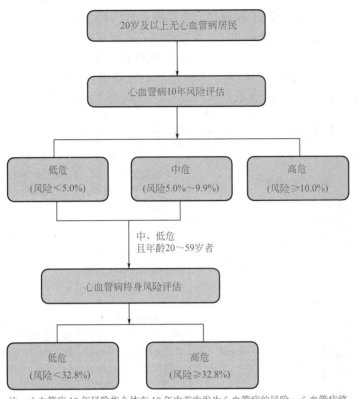

注：心血管病 10 年风险指个体在 10 年内首次发生心血管病的风险；心血管病终生风险指个体终身（至 85 岁）首次发生心血管病的风险

图 2-4-1 心血管病 10 年风险评估

（2）冠心病患者的诊断性评估

① 心绞痛诊断和严重程度分级。

根据心绞痛的临床特点，结合心电图等检查，可以做出明确诊断。心绞痛严重程度分级见表 2-4-3。

表 2-4-3 心绞痛严重程度分级（加拿大心血管学会 CCS）

分级	表现
Ⅰ级	一级体力活动不引起心绞痛，例如行走和上楼，快速或长时间用力才引起心绞痛
Ⅱ级	日常体力活动稍受限制，行走或快步上楼、登高、饭后行走、寒冷或风中行走，情绪激动发作心绞痛，或仅在睡醒后数小时内发作，以一般速度在一般条件下，平地步行 200m 以上的距离或上一层以上的楼梯时受限
Ⅲ级	日常活动体力明显受限，以一般速度在一般条件下，平地步行 100～200m 或上一层楼梯受限
Ⅳ级	不能无症状地进行任何体力活动，休息时即出现心绞痛综合征

② 急性冠脉综合征诊断和危险性评估

根据心电图特征性（病理性 Q 波、ST 段弓背向上抬高、T 波深倒的动态改变，可以将 ST 段抬高型心肌梗死分为超急性期、急性期、亚急性期和慢性期（陈旧期）。非 ST 段抬高型心肌梗死的明确诊断有赖于血心肌坏死标志物，如肌钙蛋白 I（cTnl）、肌钙蛋白 T（cTnT）、肌酸磷酸激酶同工酶（CK-MB）的检测。不稳定型心绞痛患者死亡或非致死性心肌梗死的短期危险见表 2-4-4。

表 2-4-4　不稳定型心绞痛患者死亡或非致死性心肌梗死
的短期危险（中华医学会心血管病学分会 2007）

项目	高度危险性 （至少具备下列一条）	中度危险性 （无高度危险性， 但具备下列一条）	低度危险性 （无高度、中度危险性 特征但具备下列一条）
病史	缺血症状在 48h 内恶化	既往心肌梗死，或微血管或冠状动脉旁路移植术，或使用阿司匹林	
疼痛特点	长时间（＞20min）静息性疼痛	长时间（＞20min）静息性疼痛目前缓解，并有高度或中度冠心病可能。静息胸痛（＜20min）或因休息或舌下含服硝酸甘油缓解	过去两周内新发 DCS 分级 II 级或者 IV 级心绞痛，但无长时间（＞20min）静息性剧痛，有中度或高度冠心病的可能
临床特点	缺血引起的脑水肿，新出现二尖瓣关闭不全杂音或原杂音加重，第三心音，或新出现啰音或原啰音加重，低血压、心动过缓、心动过速，年龄＞75 岁	年龄＞70 岁	
心动图	静息性心绞痛伴一过性 ST 段改变（＞0.05mV），新出现束支传导阻滞或新出现持续性心动过速	T 波倒置＞0.2mV，病理性 Q 波	胸痛期间心电图正常或无变化
心脏标志物	明显增高（即 cTnT＞0.1μg/L）	轻度增高（即 cTnT＞0.1μg/L 但＜0.1μg/L）	正常

步骤五　认知冠心病的治疗原则

针对心绞痛的治疗原则是改善冠状动脉的血供和减轻心肌的耗氧，同时治疗冠状动脉粥样硬化，预防新的粥样硬化产生和发展。长期服用阿司匹林 75～100mg/d 和给予有效的降血脂治疗可促使粥样斑块稳定，减少血栓形成，降低不稳定型心绞痛和心肌梗死的发生。

心肌梗死的治疗原则包括以下几点：①通过再灌注治疗挽救濒临坏

死的心肌细胞，缩小梗死的面积，包括介入治疗或静脉溶栓治疗等。②保护心脏功能，主要包括药物治疗，β受体阻滞剂、血管紧张素转换酶抑制剂等改善心肌细胞的重构，对于心脏康复有很好的作用。③及时处理各种并发症，心肌梗死之后最常见的并发症包括心力衰竭、心律失常、心脏破裂等。

35. 心肌梗死和心肌损伤的区别

【任务评价】 ▶▶▶

任务考核评价表

班级：		姓名：	学号：
序号	考核项目内容	答案	
1	冠心病定义		
2	冠心病的临床表现		
3	冠心病的危险因素		
4	冠心病的流行病学		

任务二
健康信息采集

【任务导入】▶▶▶

请对案例中的张某进行健康信息采集。

【任务目标】▶▶▶

能正确地为案例中的张某采集相关信息。此任务分为五个步骤。

【任务分析】▶▶▶

健康信息采集主要包括张某的健康状况、既往史、家族史、生活习惯、体格检查、辅助检查、心理社会因素等。

【任务实施】▶▶▶

步骤一　采集张某的一般状态

一般状况包括年龄、性别、文化程度、经济收入、婚姻状况等。

🌱 **做一做**

通过信息采集，收集到案例中的张某58岁，初中文化，经济收入每月4000元，配偶身体健康。

步骤二　采集张某的患病情况

主要包括病史、发病年龄、起病特点、饮食与运动习惯、营养状况、体重变化，是否接受过冠心病相关教育；以往治疗经过和治疗效果，目前治疗情况，发生频率、严重程度和原因。

✏️ **试一试**

通过信息采集发现张某既往冠心病病史两年，平时很少外出活动，喜食油腻食品，吸烟三十余年，每日约20支，每日饮白酒150mL。未曾参加冠心病健康教育，心绞痛发作时会含服硝酸甘油，症状明显时曾口服卡托普利一日三次，一次一粒，其他时间并未规律服用药物。否认心力衰竭、脑血管病、外周血管病、糖尿病、痛风、血脂异常、支气管哮喘、睡眠呼吸暂停综合征、肾脏疾病、甲状腺疾病等疾病。母亲 55 岁患高血压病，父亲 60 岁患糖尿病。

步骤三 **采集冠心病相关并发症，包括以下几点**

（1）乳头肌功能失调或断裂：二尖瓣乳头肌因缺血、坏死等使收缩功能发生障碍，造成不同程度的二尖瓣脱垂并关闭不全。

（2）心室壁瘤：可见左侧心界扩大，心脏搏动范围较广，可有收缩期杂音。

（3）栓塞：发生率为 1%～6%，常见于起病后 1～2 周，可因左心室附壁血栓脱落所致，引起脑、肾或四肢等动脉栓塞，也可因下肢静脉血栓形成部分脱落所致，则产生肺动脉栓塞。

（4）心肌梗死后综合征：发生率约 10%。于心肌梗死数周至数月内出现，可反复发生，表现为心包炎、胸膜炎或肺炎，有发热、胸痛等症状，可能为机体对坏死物质的过敏反应。

做一做

通过采集发现张某目前暂无并发症。

步骤四 **体格检查**

体格检查包括身高、体重、BMI、腰围、血压、心率、心电图、运动负荷试验、超声心动图、冠状动脉造影等检查。

36. 如何做心电图

试一试

通过检查并计算得出张某的 BMI= 体重 / 身高 ^{2}=28.6kg/m^2，属于肥胖。腰围 90cm，腹型肥胖。心电图示 ST 段压低、T 波倒置；运动负荷试验中出现典型心绞痛及心电图改变，ST 段水平型压低 ≥ 0.1mV，持续 2min；超声心动图示节段性室壁运动异常；冠状动脉造影示冠状动脉粥样硬化。

步骤五 **实验室检查**

主要检查血常规、血脂、血心肌坏死标志物。

做一做

通过检查发现张某血脂偏高，其他检查无明显异常。

【任务评价】▶▶▶

任务考核评价表

班级：		姓名：		学号：	
序号	考核项目内容	考核标准	成绩	备注	
1	能正确地进行冠心病的健康信息采集	全面准确地进行信息采集	30%		
2	动手操作能力	完成任务中的动手任务	40%		
3	团队协作能力	互帮互学，共同完成任务，方法得当，交流及时，提问到位	10%		
4	职业素养	团队意识、服务意识强，文明沟通	10%		
5	日常考核	按时签到，精力集中	10%		

任务三 健康评估

【任务导入】▶▶▶

请为案例中的张某进行健康评估。

【任务目标】▶▶▶

能正确地对案例中的张某进行健康评估。

【任务分析】▶▶▶

通过信息采集及心血管评估工具，评估患者是否存在急危重症，是否合并并发症或者其他系统严重疾病并进行危险分级。

【任务实施】▶▶▶

张某发病的高危因素主要包括饮食结构不合理，喜食油腻食品，吸烟，饮酒，平时运动量少、肥胖。通过分析体格检查及实验室检查结果，发现张某血脂偏高、BMI 高、血压控制不理想，对冠心病及高血压的知识欠缺，建议进一步检查超声心动图、冠状动脉造影等以明确病情程度及是否合并并发症或者其他严重疾病。冠心病的风险评估中，由于其已合并心血管病，因此心血管风险评估属于极高危个体，需参照相应疾病的临床指南进行治疗和管理；根据其症状，心绞痛严重程度分级属Ⅱ级。

【任务评价】▶▶▶

任务考核评价表

班级：		姓名：		学号：	
序号	考核项目内容	考核标准		成绩	备注
1	能正确地为冠心病患者进行健康评估	评估项目正确		30%	
2	动手操作能力	完成任务中的动手任务		40%	
3	团队协作能力	互帮互学，共同完成任务，方法得当，交流及时，提问到位		10%	
4	职业素养	团队意识、服务意识强，文明沟通		10%	
5	日常考核	按时签到，精力集中		10%	

任务四　健康干预

冠心病患者的健康干预主要包括四个子任务。分别是饮食管理、运动管理、生活方式管理、用药管理。

子任务一　饮食管理

【任务导入】▶▶▶

案例中的张某经过健康评估之后意识到自身冠心病的严重性，因为担心饮食不合理及血脂偏高，病情加重，不知道哪些食物能吃，哪些食物不能吃，迫切想要了解如何科学进餐。请你对张某进行膳食指导。

【任务目标】▶▶▶

能正确地对案例中的张某进行膳食指导。

【任务分析】▶▶▶

饮食管理是冠心病的一项基础治疗措施，需长期严格执行，是综合管理的重要组成部分。推荐冠心病患者接受专业的膳食营养指导，确定合理的能量摄入，合理、均衡地分配各种营养物质恢复并维持理想体重。该子任务主要分为四个步骤完成。

【任务实施】▶▶▶

步骤一　确定标准体重

男性标准体重（kg）＝身高（cm）-105
女性标准体重（kg）＝［身高（cm）-100］×0.9
体重指数（BMI）＝体重（kg）/身高（m）^{2}

📝 **算一算**
案例中张某的标准体重为：168-105=63（kg）

步骤二　判断患者体型

实际体重超过标准体重20%，属肥胖，低于20%，属消瘦。也可以根据BMI来判断患者体型。张某实际体重80kg，比标准体重超20%以上，BMI为28.6kg/m²，属肥胖，见表2-4-5。

表2-4-5　体重评价表

体重指数	≥ 28kg/m²	24 ～ 27.9 kg/m²	18.5 ～ 23.9kg/m²	< 18.5kg/m²
评价定义	肥胖	超重	正常	消瘦

步骤三　计算每日所需总热量

总能量（kcal）= 标准体重（kg）× 每千克理想体重所需热量（kcal/kg）

每日所需总热量标准体重体力劳动活动强度，案例中张某为轻体力劳动，查表得知每日每千克热能供给量为 20 ～ 25，每日的热能供给量为 63×（20 ～ 25）=1260 ～ 1575kcal 热量。不同劳动强度成人每日热能供给量（kcal/kg 标准体重），见表2-4-6。

表2-4-6　不同劳动强度成人每日热能供给量（kcal/kg 标准体重）

劳动强度	消瘦（kcal/kg）	正常（kcal/kg）	肥胖（kcal/kg）
卧床休息	20 ～ 25	15 ～ 20	15
轻体力劳动	35	25 ～ 30	20 ～ 25
中等体力劳动	40	35	30
重体力劳动	40 ～ 45	40	35

步骤四　对患者进行膳食指导

冠心病患者的饮食应坚持："四低""三高"的原则，即低盐、低脂、低糖、低胆固醇，高纤维素、高维生素、高优质蛋白摄入。

1. 能量摄入与消耗平衡，保持理想体重

能量摄入过多、消耗不足是肥胖的主要原因，而肥胖又是动脉粥样硬化的重要危险因素。老年人体力活动和日常其他活动相对减少，基础代谢率也随着年龄增长下降，因此每日所需的能量也相应减少。若有超重，应减少能量的供给以降低体重，还应增加体育活动促进能量消耗。

2. 控制脂肪和胆固醇摄入

长期大量摄入脂肪是引起动脉粥样硬化的主要原因，日常膳食中应严格控制脂肪量占总能量20%，不应超过25%，应适量增加不饱和脂肪酸的摄入，尽量不用含有饱和脂肪酸的动物油，而选用含不饱和脂肪酸的植物油。禁食蛋黄、内脏等高胆固醇食物。对于爱吃油腻食品的张某应当建议其严格控制脂肪和胆固醇的摄入，也可通过改变烹饪方法减少摄入，如张某喜欢吃红烧肉，可建议其改为清蒸。

3. 选择适宜的碳水化合物

碳水化合物宜选用多糖类碳水化合物，供能占能量的65%，应限制含低分子糖高的食品，如各类甜点、糖果、蜂蜜、冰激凌、巧克力等。

4. 选用优质蛋白

高动物性蛋白可促进动脉粥样硬化的形成，而大豆蛋白和其他植物性蛋白，有利于胆酸排出，且被重吸收量减少，降低血清胆固醇，牛磺酸能减少氧自由基的产生，使还原型谷胱甘肽增加，保护细胞膜稳定性，具有降低血清胆固醇和肝胆固醇的作用。鱼类含胆固醇较低，鱼油在防治冠心病中也具有重要的价值。

5. 保证充足的维生素与矿物质摄入

维生素C能促进胆固醇转变为胆汁酸而降低血中胆固醇含量，维生素C还能降低血管脆性和通透性，保护血管壁结构，具有一定的预防心血管疾病的功效。维生素E具有抑制炎症因子的形成和抑制血小板凝集等功能，具有一定预防动脉粥样硬化的作用。因此，冠心病患者要多吃富含维生素的新鲜蔬菜和水果。

镁对心肌的结构功能和代谢有重要的作用，还能改善脂质代谢，避免血管硬化和心肌损伤；钾在保护心肌细胞的同时能抗钠的不利作用。因此，可适当多吃含镁、钾的食物。补充铬可提高高密度脂蛋白胆固醇浓度，降低血清胆固醇的含量。

6. 补充膳食纤维

膳食纤维对脂质代谢、碳水化合物代谢和预防动脉粥样硬化都具有积极作用。膳食纤维还能够缩短食物通过小肠的时间，减少胆固醇的吸收，使血浆胆固醇降低。食物纤维中尤以果胶、树胶和木质素降胆固醇的效果最好。

7. 控盐、少酒、饮清茶

高血压是动脉粥样硬化的重要危险因素，因此要限盐少酒。茶叶中含有茶碱、维生素C等，茶碱能减少肠道对脂肪的吸收，有助于消化，茶叶中还含有不饱和脂肪酸，有降低胆固醇的作用，因此适量饮用淡茶，能助消化和利尿。忌喝浓茶和咖啡，因其含咖啡因较多，可兴奋大脑，影响睡眠，对冠心病的康复和预防均不利。对于爱喝白酒的张某，应劝其尽量戒酒，改为对身体有益的淡茶。

37.冠心病患者饮食宜忌

【任务评价】▶▶▶

根据学习过的内容，自主练习为案例中的冠心病患者选择一份个性化的食物，根据评价表完成自我评定。

该任务主要学习冠心病患者的营养需要，任务完成后，理论上主要考核学生对冠心病膳食指导的认知程度。技能上重点考核是否能应用理论知识为冠心病患者制订合理膳食。考核评价表如下所示。

任务考核评价表

班级：		姓名：		学号：	
序号	考核项目内容	考核标准	成绩	备注	
1	冠心病患者的膳食指导	回答问题能抓住要点、重点，答题准确，描述清晰，表达流利	30%		
2	动手操作能力	完成任务导入中的案例指导	40%		
3	团队协作能力	互帮互学，共同完成任务，方法得当，交流及时，提问到位	10%		
4	职业素养	团队意识、服务意识强，文明沟通	10%		
5	日常考核	按时签到，精力集中	10%		

子任务二 运动管理

【任务导入】▶▶▶

案例中的张某听医师说冠心病患者需要运动控制体重，开始进行晨跑，跑步锻炼30min后出现明显胸痛症状，幸好及时服药，事后张某很困惑，到底应该如何科学运动呢？请你为张某制订运动处方。

【任务目标】▶▶▶

能正确地为案例中的张某制订一份运动处方。

【任务分析】▶▶▶

该任务可以分成五个步骤进行。

【任务实施】▶▶▶

运动能使冠心病患者保持正常体重，减少心血管病的危险因素，减少并发症。可根据患者的兴趣和条件选择不同的有氧运动方式。但是运动强度、时间、频率等都是需要科学进行的。

步骤一 **运动形式的选择**

冠心病患者不宜参加剧烈的比赛和剧烈地运动，而应进行有耐力的、持续缓慢消耗的运动，如步行、走跑交替、慢跑、跳舞、游泳、骑车等运动，也可根据自身情况选择自己喜爱的运动，如张某喜欢游泳，就可选择游泳的方式。

步骤二 **运动强度的选择**

我们以运动时的脉率（次/min）简易计算来评价运动强度。
合理水平：170－年龄。
不能超过：200－年龄。
自身感觉：周身发热、出汗，能说话但不能唱歌。
所以建议张某运动时的心率达到170-58=112次/min。
日常运动对应消耗的热能见表2-4-7。

表2-4-7 日常运动对应消耗热能

运动种类	举例	持续时间	消耗热量
最低强度运动	散步、购物、做家务、打太极拳	30min	90kcal
低强度运动	跳交谊舞、做体操、平地骑车、打桌球	20min	90kcal

运动种类	举例	持续时间	消耗热量
中强度运动	爬山、慢跑、打羽毛球、上楼梯	10min	90kcal
高强度运动	跳绳、游泳、举重、打篮球	5min	90kcal

步骤三 运动时间

可自 10min 开始，逐步延长至 30 ～ 40min，其中可穿插必要的间歇时间，一般主项耐力性运动每次 20 ～ 30min，辅助性放松性项目可每日进行 10 ～ 20min。

运动累计时间一般以 20 ～ 30min 为宜，运动时间和运动强度共同决定了运动量，两者可协调配合。

步骤四 运动过程

运动前准备热身活动，5 ～ 10min，如步行、打太极拳、做保健操等，逐步增加运动强度，以使心血管适应，并提高关节、肌肉的活动效应。

运动锻炼：为低、中等强度的有氧运动，如步行、走跑交替、慢跑、游泳等。

运动后放松活动：5 ～ 10min，如慢走、自我按摩等，可促进血液回流，防止突然停止运动造成的肢体淤血，回心血量下降，引起昏厥或心律失常。

步骤五 运动频率

每周锻炼 3 ～ 4 次为最适宜，若每次运动量较小，而身体条件又较好，每次运动后均不觉疲劳的患者，运动频率可为每日 1 次，运动锻炼不应间断，若运动间歇超过 3 ～ 4 天，则效果及蓄积作用将减弱，运动结束要放松，不要突然停止运动，做 5 ～ 10min 整理运动，逐渐使心率降至运动前水平。

★ **注意事项** ★

要经过医生检查才能开始锻炼，初期需有医护人员在现场做好监督，待其适应后，可由患者自行运动，自我观察。间隔 1 ～ 2 个月复查并做运动试验，评价锻炼效果，作为改进运动量的依据。耐力型项目锻炼，要有 5min 准备活动及 5min 整理活动，医师需使患者记住需要停止运动的各项指针。

38. 冠心病患者运动的禁忌证

【任务评价】▶▶▶

根据学习过的内容，自主练习为案例中的冠心病患者进行运动管理，根据评价表完成自我评定。

任务考核评价表

班级：		姓名：		学号：	
序号	考核项目内容	考核标准	成绩	备注
1	冠心病患者的运动指导	根据不同情况进行个性化指导	30%	
2	动手操作能力	完成任务导入中的案例指导	40%	
3	团队协作能力	互帮互学，共同完成任务，方法得当，交流及时，提问到位	10%	
4	职业素养	团队意识、服务意识强，文明沟通	10%	
5	日常考核	按时签到，精力集中	10%	

子任务三　生活方式管理

【任务导入】▶▶▶

案例中的张某听医师说自己的生活方式上有很多问题，如何保持良好的生活方式呢？请你为张某制订一份方案。

【任务目标】▶▶▶

能正确地为案例中的张某制订一份生活方式方案。

【任务分析】▶▶▶

冠心病患者保持良好的生活方式，能减少心血管病的危险因素，减少意外事件的发生。

【任务实施】▶▶▶

（1）起床前应先做 5min 准备活动，如果突然起床有时可诱发心绞痛。

（2）不要用冷水洗脸，最好用温水洗脸。

（3）每日安排一定时间的户外活动，如散步、打太极拳等，户外活动时应携带急救药盒。

（4）外出购物要量力而行，不能超过运动量，中途可以停下来休息几次。出发前要考虑到路程、用不用上下楼梯等问题，在严冬、大风、下雪等恶劣天气时最好不要外出。

（5）洗澡水过冷或过热对心肌都是不利的，应用温水洗澡（37～39℃），洗澡时间不宜过长，每次不超过 30min。

（6）不要直吹空调、电风扇睡觉，冬季应注意保暖，睡前最好不要吃东西，不要多喝水，如果睡眠不好可少量服用安眠药。

（7）切忌用力大便，保持良好的排便习惯，必要时可遵医嘱使用辅助通便药物。

【任务评价】▶▶▶

根据学习过的内容，自主练习为案例中的冠心病患者做生活指导，根据评价表完成自我评定。

任务考核评价表

班级：		姓名：	学号：	
序号	考核项目内容	考核标准	成绩	备注
1	冠心病患者的生活方式指导	回答问题能抓住要点、重点，答题准确，描述清晰，表达流利	30%	

续表

班级：		姓名：		学号：	
序号	考核项目内容	考核标准		成绩	备注
2	动手操作能力	完成任务导入中的案例指导		40%	
3	团队协作能力	互帮互学，共同完成任务，方法得当，交流及时，提问到位		10%	
4	职业素养	团队意识、服务意识强，文明沟通		10%	
5	日常考核	按时签到，精力集中		10%	

子任务四　用药管理

【任务导入】▶▶▶

案例中的张某的用药非常不规范，作为冠心病患者如何规范用药呢? 请你为张某制订一份用药方案。

【任务目标】▶▶▶

能正确地为案例中的张某制订一份合理用药方案。

【任务分析】▶▶▶

合理用药对于冠心病患者意义重大，可以很大程度上减轻症状，减少心血管意外及并发症的发生。

【任务实施】▶▶▶

步骤一　冠心病高危人群（≥ 2 个危险因素）

推荐长期服用小剂量阿司匹林（100mg/d），应注意阿司匹林的禁忌证。

步骤二　心绞痛发作时的干预

（1）立即就地休息。
（2）舌下含化硝酸甘油 0.6mg 或硝酸异山梨酯。
（3）变异型心绞痛者，可服用钙通道阻滞剂（CCB）。
（4）及时转送医院。

步骤三　急性心肌梗死的干预

（1）口服药物治疗。硝酸酯类，如硝酸甘油、异山梨酯、单硝酸异山梨酯缓释片、单硝酸异山梨酯，可扩张血管；他汀类降血脂药，如阿托伐他汀钙片、瑞舒伐他汀、辛伐他汀、洛伐他汀，可延缓或阻止动脉硬化进展；抗血小板聚集药，阿司匹林，终身服用，过敏时可服用盐酸噻氯匹定片或波立维；β 受体阻滞药，常用的有美托洛尔、阿替洛尔、比索洛尔；钙通道阻滞药，冠状动脉痉挛的患者首选，如地尔硫草、硝苯地平。
（2）溶栓治疗。在冠状动脉粥样硬化基础上，血栓的形成引起血管的急性闭塞，导致冠状动脉的血流中断是心肌梗死的病理基础。溶栓治疗是通过静脉滴注尿激酶、双链酶等溶解血栓药物，达到开通血管、恢复心肌血流灌注的目的。这种疗法适用于发病后 12h 内到达医院的患者，以 6h 内为佳，其成功率达 75% 左右。对于不具备 PCI 条件且不能在 90min 内完成转运的医院，应立刻进行溶栓治疗（Ⅰ级推荐，A 级证据）。对怀疑心肌梗死的患者，不管是否接受直接 PCI，建议院前使用抗栓治疗，包括强化抗血小板药物（水溶性阿司匹林150～300mg。氯吡格雷300mg）和抗凝药物（普通肝素或低分子肝素）（Ⅰ级推荐，C级证据）。

【任务评价】▶▶▶

根据学习过的内容，自主练习为案例中的冠心病患者进行用药管理，根据评价表完成自我评定。

任务考核评价表

班级：		姓名：		学号：	
序号	考核项目内容	考核标准	成绩	备注	
1	冠心病患者的用药指导	用药指导准确、全面	30%		
2	动手操作能力	完成任务导入中的案例指导	40%		
3	团队协作能力	互帮互学，共同完成任务，方法得当，交流及时，提问到位	10%		
4	职业素养	团队意识、服务意识强，文明沟通	10%		
5	日常考核	按时签到，精力集中	10%		

（王丽丽）

项目五
脑卒中的健康管理

【案例】

患者陈女士，女，50岁，担任公司高管，平日应酬较多，经常喝酒。因饮酒后突感右侧肢体活动不便，入院，舌头伴有麻木感，意识轻微模糊，头痛、呕吐，家人送至医院，CT显示左侧基底节密度影，患者有冠心病3年，高血糖、高血压病史两年余，平时血压控制尚可，在130/85mmHg，无药物过敏史。体格检查：体温36.5℃，脉搏72次/min，呼吸18次/min，血压145/90mmHg，空腹血糖8.9mmol/L，餐后血糖13.9mmol/L，总胆固醇（TC）4.6mmol/L，甘油三酯（TG）2.9mmol/L、高密度胆固醇（HDL）2.0mmol/L、低密度胆固醇（LDL）4.96mmol/L，意识清晰，精神状况尚可，吞咽困难。从以上信息可以看出，该患者患有脑出血，请对其进行健康管理。

【项目导读】

项目重点介绍脑卒中的健康理，能够对脑卒中人群进行初步的健康指导。

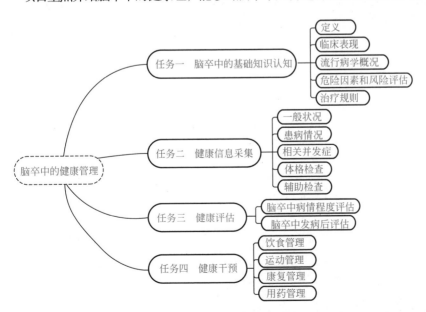

【项目学习目标】

能够正确地说出脑卒中的定义、临床表现、危险因素。

能够对脑卒中进行健康监测。

能够对脑卒中的风险和并发症的风险进行评估。

能够正确地对脑卒中人群进行健康干预。

【项目实施】

该项目共有四个任务，每个任务又细分成多个不同的任务。学生通过该项目的学习，达到能够对脑卒中人群实施正确的健康管理的目的。

任务一
脑卒中基础知识认知

【任务导入】▶▶▶

该部分主要是对陈女士进行健康管理，首先需要完成脑卒中基础知识的学习，为后续的健康指导奠定基础。

【任务目标】▶▶▶

掌握脑卒中相关的理论知识。

【任务分析】▶▶▶

该任务分为五个步骤，包括认知脑卒中的定义、认知脑卒中的临床表现、认知脑卒中的流行病学、认知脑卒中的危险因素及风评估、认知脑卒中的治疗原则。

【任务实施】▶▶▶

步骤一　认知脑卒中的定义

脑卒中曾称脑血管意外或中风，包括缺血性脑卒中和出血性脑卒中，是因脑血管管腔狭窄、阻塞或者破裂出血引起的急性脑循环障碍和脑组织功能损害为表现的临床脑血管疾病，前者包括脑梗死和短暂性缺血发作，后者包括脑出血、蛛网膜下腔出血。

步骤二　认知脑卒中的临床表现

（一）脑出血

（1）基底核区出血：典型表现为"三偏征"，即病灶对侧偏瘫、偏身感觉障碍和双眼对侧同向偏盲。

（2）脑叶出血：出现头痛、呕吐等颅内压增高症状和各脑叶的局灶体征。

（3）脑桥出血：小量出血无意识障碍，表现为眩晕、交叉性瘫痪，两眼向病灶对侧凝视。若大量出血表现为四肢瘫痪，双侧瞳孔缩小呈针尖样，呼吸不规则，昏迷，患者通常在48h内死亡。

（4）小脑出血：枕部疼痛、眩晕、频繁呕吐，病变侧共济失调但无肢体瘫痪。

大量出血出现昏迷而死亡。

（5）原发性脑室出血：小量脑室出血表现为头痛、呕吐、脑膜刺激征及血性脑脊液，无意识障碍及局灶性神经体征。大量脑室出血表现为昏迷，四肢弛缓性瘫及去脑强直发作，多迅速死亡。

（二）脑梗死

（1）颈内动脉：主要表现为病灶对侧肢体出现不同程度的偏瘫、偏身感觉障碍，优势半球受损可出现失语。如果累及到眼动脉可出现单眼一过性失明和霍纳综合征。

（2）椎 - 基底动脉系统：主要表现为眩晕眼球震颤、恶心、呕吐、复视、吞咽困难及交叉性瘫痪、构音障碍和共济失调等。

（三）脑栓塞

（1）神经体征在数秒至数分钟达到高峰，在脑血管疾病中发病最快。

（2）多数患者意识障碍较轻，大面积脑栓塞和基底动脉主干栓塞有昏迷、有死亡危险。

（四）腔隙性梗死

（1）纯运动性轻偏瘫：最常见的一种，表现为面部及上下肢轻偏瘫不伴感觉、视觉异常及失语多在 2 周内开始恢复。

（2）纯感觉性卒中：较为常见，表现为偏身感觉障碍，可伴感觉异常，如麻木、沉重感、僵硬感等。

（3）共济失调性轻偏瘫：病变部位对侧出现轻偏瘫伴小脑共济失调，偏瘫下肢重（足踝部明显），上肢轻，面部最轻。指鼻试验、跟膝胫试验阳性。

（4）构音障碍 - 手笨拙综合征：吞咽困难，构音障碍、病变对侧轻度中枢性面、舌瘫。手轻度无力，精细动作完成困难。

脑卒中的临床分类见图 2-5-1。

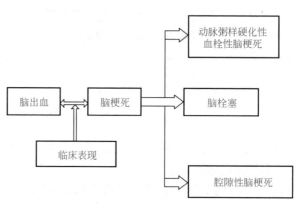

图 2-5-1　脑卒中的临床分类

步骤三　认知脑卒中的流行病学

近几年来，随着生活水平的不断提高，脑卒中已成为中国死亡率最高的三大疾病之一，脑卒中发病后随着时间的推移，死亡率会有所降低，三周后死亡率降低，五年的存活率为 20%～45%，死亡多发生在高龄的患者，男性略高于女性。3/4 的存活者遗留瘫痪、失语等残疾，不能自理的患者几年后生存者不足半数，而长期卧床者，存活率也随之降低。据研究，脑卒中发病率高、致残率高、死亡率高、再发率高。高血压患者脑卒中复发率高于正常血压者，发病率、患病率及死亡率在不同国家和地区间相差明显。

步骤四 **认知脑卒中的危险因素和风险评估**

（一）风险因素

脑卒中的病因复杂多样，其中与血管壁病变、血液成分及血液流变学异常和心脏病和血流动力学改变密切相关。

不可干预的因素与年龄、性别、遗传相关，可干预因素与吸烟、饮酒、肥胖、血脂增高、血小板高凝聚性以及系统性疾病密切相关。关于发生过脑卒中以及多次患病的患者应积极控制危险因素，建议定期复查并检测血压、血脂、血糖等。可干预因素是防治脑卒中的主要目标。

1. 高血压

首先，高血压患者应定期检测血压，血压升高，脑卒中的风险随之增加，需要改善生活方式，控制血压，减少危险因素。其次，高血脂患者应定期测量血胆固醇，除改善生活方式以外，必要时给予他汀类药物治疗，心血管病患者应查明病因，给予适当的药物治疗。除此之外，避免大量饮酒，需低盐饮食，肥胖者应减肥，补充维生素。

2. 糖尿病

糖尿病是脑卒中的独立危险因素不但能影响微血管，也能累及大血管，而且能加重脑缺血的严重程度，大大地增加死亡率。

3. 心律失常

各种心律失常是诱发脑卒中的发病原因之一，尤其是心房颤动，能够使心房附壁血栓脱落时随血液进入脑血管，所以心房颤动能增加脑卒中的风险性。

4. 血脂升高

动脉粥样硬化是脑卒中形成的基础，血脂异常是缺血性脑卒中和出血性脑卒中共同的危险因素。高胆固醇、高血脂增加血小板聚集，加速粥样硬化和血栓形成。

5. 高同型半胱氨酸血症

同型半胱氨酸血症的形成的病因尚不明确，可能与年龄、生活方式、叶酸、激素水平、长期吸烟、饮酒等因素有关。血浆同型半胱氨酸水平的升高与动脉粥样硬化存在关联，增加脑卒中的发病因素。

另外，短暂性脑缺血发作、吸烟、酗酒、肥胖、无症状性颈动脉狭窄、口服避孕药、肺炎衣原体感染、情绪应激、抗凝治疗都是脑卒中的危险因素。

（二）风险评估

1. 系统性疾病评估

CT 检查对于颅内出血有较高的敏感度，MRI 可以将颅内大血管的形态及病变清晰地显示出来，如发现颅内动脉瘤、动脉畸形等，及时在发病之前采取措施，防止脑卒中的发生。

2. 营养风险因素评估

首先，部分患者有高血压、糖尿病、心脏病和高脂血症等危险因素，对于饮食控制以及血脂的控制起到重要的作用。其次，长期卧床的患者会存在营养不良的情况，可以通过体重指数公式：$BMI=kg/m^2$ 进行判断，即 $BMI < 18.5kg/m^2$ 提示营养不足，$BMI \geqslant 24\ kg/m^2$ 提示营养过剩。

3. 脑卒中人群的评估

极高危人群、高危人群、中危人群、低危人群。

（1）极高危人群指有脑卒中和短暂性脑缺血发作史的患者，发病率要高于普通人群，要积极做好预防，调控血糖、血压、血脂等危险因素。

（2）高危人群是指无症状发作，但在体检时发现有异常情况，例如颅内动脉瘤、动脉畸形等。建议定期复查，检测颅内异常影像的变化，积极控制原发疾病。

（3）中危人群是指发现有存在危险因素的人群，建议定期体检，着重于危险因素复查并积极控制危险因素。

（4）低危人群是指没有脑卒中危险因素的人群，正常体检即可。

4. 脑卒中患者的评估

此类患者建议定期检测各种指标的变化，如患者发生过脑梗死建议 3～6 个月复查，尤其是通过经颅多普勒超声观察颅内外血管的情况。根据患者情况调节治疗方案、用药情况。

步骤五 认知脑卒中的治疗原则

脑卒中的治疗原则主要是去除病因和诱因，控制危险因素，减少及预防复发，保护脑功能，预防并发症的发生。急性期的治疗通过内科治疗和手术治疗的方法，内科治疗可用镇静、解痉和止痛药，并采取头部降温、调整血压、降低颅内压、注意补充营养和水、电解质及酸碱平衡，防治并发症的发生。恢复期的治疗主要为促进瘫痪肢体和语言障碍的功能恢复，改善脑功能，减少后遗症以及预防脑疝、脑心综合征、膀胱及直肠功能障碍、肾功能衰竭及电解质紊乱、中枢性体温调节障碍、压疮等并发症的发生。

【任务评价】▶▶▶

任务考核评价表

班级：		姓名：	学号：
序号	考核项目内容	答案	
1	脑卒中定义		
2	脑卒中的临床表现		
3	脑卒中的危险因素		
4	风险评估		

任务二
健康信息采集

【任务导入】▶▶▶

请对案例中的陈女士进行健康信息采集。

【任务目标】▶▶▶

能正确地为案例中的陈女士采集相关信息。

【任务分析】▶▶▶

健康信息采集主要包括陈女士的一般资料、主诉、现病史、既往史、家族健康史、用药史、体格检查、辅助检查、系统回顾等。

【任务实施】▶▶▶

步骤一　采集陈女士的一般状况

一般资料包括姓名、年龄、性别、民族、婚姻、出生地、文化程度、宗教信仰、职业、家庭住址、电话号码、入院日期及记录日期等。

> ❀ 做一做
>
> 通过信息采集，收集到案例中的陈女士，女，50岁，已婚，育有一女，大学本科学历，经济收入可，配偶身体健康，无家族遗传病史。

步骤二　采集陈女士的患病情况

主要包括主诉、既往病史、现病史、饮食与运动习惯、营养状况、体重变化等，是否接受过脑卒中教育，治疗方案和治疗效果，目前治疗情况、脑卒中发作情况严重程度和原因，有无肢体障碍和吞咽障碍等。

> ✏ 试一试
>
> 通过采集发现陈女士既往冠心病三年，有高血糖、高血压病史两年余，否认药敏史。平时油腻食品摄入较多，饭局较多，经常喝酒，平时运

动较少，工作压力高，经常出差。平时血压控制尚可，在130/85mmHg，血糖偏高，一年内体重增加5kg，未曾接受专业的脑卒中健康教育，现脑卒中发作。

步骤三 采集脑卒中的相关并发症

（1）颅内压升高：脑疝、脑水肿。

（2）脑心综合征：脑出血、蛛网膜下腔出血、大面积脑梗死和急性颅脑外伤累及下丘脑及自主神经中枢所引起的心电图异常，包括急性心肌梗死、心肌缺血、心律失常、心内膜下出血或心力衰竭等。

（3）膀胱及直肠功能障碍：尿失禁与尿路感染。

（4）肾功能衰竭及电解质紊乱：少尿、无尿以及低钾血症、低钠血症、高钠血症。

（5）中枢性体温调节障碍：中枢性发热、感染性发热。

（6）继发癫痫。

（7）深静脉血栓与肺栓塞。

（8）上消化道出血。

（9）吞咽困难。

（10）压疮。

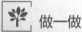 做一做

通过采集发现陈女士目前并发吞咽困难，暂未发现其他并发症。

步骤四 体格检查

体格检查包括体温、脉搏、血压、心率、身高、体重、BMI、腰围、臀围、心电图、血糖、血脂检查。

试一试

通过检查并计算得出陈女士的BMI=27kg/m²，属于肥胖。腰围92cm，属于中心性肥胖。T36.5℃，P72次/min，R18次/min，BP145/90mmHg，心电图显示T波倒置，ST段压低，血脂、血糖升高。

步骤五 辅助检查

主要检查：血脂四项、血糖、心电图、CT、MRI、脑脊液检查。

结果显示：通过检查发现陈女士血脂、血糖升高、心电图显示T波倒置、ST段压低，CT显示均匀高密度影，脑脊液检查压力增高。

39.血糖的
自我检测

【任务评价】 ▶▶▶

任务考核评价表

班级：		姓名：		学号：	
序号	考核项目内容	考核标准		成绩	备注
1	能正确地进行脑卒中患者的信息采集	信息采集全面、准确		30%	
2	动手操作能力	完成任务中的动手任务		40%	
3	团队协作能力	互帮互学，共同完成任务，方法得当，交流及时，提问到位		10%	
4	职业素养	团队意识、服务意识强，文明沟通		10%	
5	日常考核	按时签到，精力集中		10%	

【任务导入】▶▶▶

请对案例中的陈女士进行健康评估。

【任务目标】▶▶▶

能正确地为案例中的陈女士进行健康评估。

【任务分析】▶▶▶

通过信息采集，评估患者是否存在急危重症，是否合并并发症或者其他系统严重疾病，需要收集到的陈女士相关信息，明确陈女士发病的高危因素，主要包括平时油腻食品摄入较多、饮酒较多、平时运动较少、肥胖并患有冠心病史三年，血压、血糖均高。通过分析体格检查及辅助检查结果，发现陈女士血糖高、血脂高、BMI 指数属于肥胖，心电图显示 T 波倒置，ST 段压低，CT 显示均匀高密度影，脑脊液检查压力增高，为血性。建议进一步进行 MRI 和数字减影脑血管造影（DSA）可检出更细微病变，进一步明确是否合并并发症或者其他系统严重疾病，此任务共分为三个步骤。

【任务实施】▶▶▶

步骤一 病情程度评估

（1）轻度：短暂性脑缺血发作（TIA）。
（2）中度：无肢体活动障碍，无需康复治疗。
（3）重度：有肢体活动障碍，部分患者存在面瘫、口角歪斜，需康复治疗。

结论：根据对患者病情程度的评估，可以确定患者为重度，陈女士有肢体麻木的情况，活动时有一定的障碍，走路时由于肢体麻木会轻度受限，易摔倒，需进行康复锻炼。

步骤二 脑卒中发病后评估

脑卒中患者神经功能恢复情况，分为 0、1、2、3、4、5 分，见表 2-5-1。

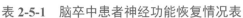

表 2-5-1　脑卒中患者神经功能恢复情况表

分数	标准
0	基本无症状
1	有症状，无明显功能障碍，可以日常活动
2	轻度残疾，能自理
3	中度残疾，需要部分帮助，能走路
4	重度残疾，需要他人帮助，不能独自行走
5	严重残疾，需卧床，大小便失禁，需要专人护理

结论：陈女士只表现为一侧肢体麻木，能够自理，所以属于轻度残疾，得分 2 分。

步骤三　营养状况评估（以 6 个月时间为限），见表 2-5-2。

表 2-5-2　营养状况评估表

评估内容	是否改善	营养情况（BMI 指数）
体重	A. 正在改善 B. 持续减少 C. 无变化	A. 消瘦 B. 正常 C. 超重 D. 肥胖
食欲、食量	A. 好 B. 不好 C. 正常 D. 非常好	A. 消瘦 B. 正常 C. 良好 D. 肥胖
食物类型（无法进食、流质、半流质、全流质、正常饮食）	A. 没有变化 B. 逐渐变化 C. 正常饮食 D. 无法饮食	A. 消瘦 B. 正常 C. 良好 D. 肥胖

结论：陈女士目前能够自主进食，但需控制体重、食欲消化尚可、营养良好。

【任务评价】 ▶▶▶

40. 鼻饲法

任务考核评价表

班级：		姓名：		学号：	
序号	考核项目内容	考核标准		成绩	备注
1	能对脑卒中患者进行健康评估	评估正确全面		30%	

续表

班级：		姓名：	学号：	
序号	考核项目内容	考核标准	成绩	备注
2	动手操作能力	完成任务中的动手任务	40%	
3	团队协作能力	互帮互学，共同完成任务，方法得当，交流及时，提问到位	10%	
4	职业素养	团队意识、服务意识强，文明沟通	10%	
5	日常考核	按时签到，精力集中	10%	

任务四　健康干预

脑卒中患者的健康干预主要包括四个子任务，分别是饮食管理、运动管理、康复管理、用药管理。

子任务一　饮食管理

【任务导入】▶▶▶

案例中的陈女士及家人经过健康评估之后意识到自身患有脑卒中，并知晓了严重性，患者及家人根据这次的发病原因，了解饮食的重要性，因为担心再次复发造成严重后果，迫切想要了解如何科学饮食。请你为陈女士制订一份科学健康的食谱。

【任务目标】▶▶▶

能正确地为案例中的陈女士制订一份科学健康食谱。

【任务分析】▶▶▶

膳食管理是脑卒中的一项基础预防措施，各种食物的营养价值不同，一种食物不能提供人体所需的全部营养，通常食物可以分成谷薯类、肉禽蛋鱼奶类、大豆类、蔬菜水果类、油脂类。一日三餐制度要合理，对于成年人三餐能量分别占每日总能量的30%、40%、30%为好，须长期坚持执行，是预防的重要组成部分。所以需确定合理的总能量摄入，合理、均衡地分配各种营养物质恢复并维持理想体重。该任务主要分为五个步骤完成。

【任务实施】▶▶▶

步骤一　确定标准体重

男性标准体重（kg）=身高（cm）-105
女性标准体重（kg）=［身高（cm）-100］×0.9
体重指数（BMI）=体重（kg）/［身高（m）^{2}］

 算一算

案例中陈女士的标准体重：（158-100）×0.9=52.2（kg）。

步骤二 判断患者体型

实际体重超过标准体重 20%，属肥胖，低于 20%，属消瘦。也可以根据 BMI 来判断患者体型。陈女士实际体重 68kg，体重指数为 27.2kg/m²，属于超重，见表 2-5-3。

表 2-5-3 体重评价表

体重指数	≥ 28kg/m²	24 ～ 27.9kg/m²	18.5 ～ 23.9kg/m²	< 18.5kg/m²
评价定义	肥胖	超重	正常	消瘦

步骤三 计算每日所需总热量

1. 根据患者的劳动能力判断给予的总热量

卧床患者每日所需热量 = 标准体重 ×（15-20）kcal

能活动患者每日所需热量 = 标准体重 ×（35-40）kcal

注意：肥胖者按低值计算，消瘦者按高值计算。男性 ≥ 1400kcal；女性 ≥ 1300kcal，防止出现营养不良。

案例中陈女士目前只表现为肢体麻木，可以行走，陈女士属于超重者按低值计算。因此，陈女士每日所需热量 =（158 － 100）×0.9×35= 1827 kcal

2. 根据患者的吞咽能力制定配方

（1）患者能够自主进食：定时定量，品种多样。

（2）患者咀嚼能力减弱：半流质、易消化或者软食。更需注意的是，患者虽然咀嚼能力减弱并不代表消化能力不好，所以要摄取各种食物，制作方法要适当，让患者能够轻松咀嚼，同时需要增加进餐次数。

（3）患者饮水呛咳：如患者出现呛咳，需鼻饲导管进食，将食物粉碎分次缓慢推入鼻饲导管内，每次以 200mL 左右为宜，做到营养均衡。根据患者的消化能力每日少量、多次的推入食物，食物不宜过于浓稠，并且在推入前后均要用温水冲管，防止鼻饲导管堵塞。

案例中的陈女士可以自主进食，但是住院期间活动较少，所以可以定时定量、品种多样、以易消化食物为主。

步骤四 针对患者的病因进行饮食调节

（1）伴有高血压的脑卒中患者：需要限制总能量并适量限制蛋白质的摄入，烹调油尽量选择植物油，控制钠盐的摄入，每日 4 ～ 5g，主食以谷类和豆类为主，多选择高钾食物，注意补钙，多吃水果和蔬菜。

（2）伴有高脂血症的脑卒中患者：首先要明确哪种血脂高和限制胆固醇的摄入，以清淡、少油腻、易消化的饮食为主，控制油脂的摄入量，少吃油炸油煎的食物，比如蛋黄、鱼子、动物内脏，更要限制猪油、奶油、肥肉。其次，保证蛋白质的摄入，控制总热量，减少糖的摄入。

（3）伴有糖尿病的脑卒中患者：首先要控制热量、平衡膳食，碳水化合物占总热量的 50% ～ 60%，减少单糖的摄入。其次，控制米粥的摄入量，与蔬菜和肉类一起吃以降低餐后血糖，蛋白质的摄入以动物蛋白为主，限制盐的摄入，定时定量，少食多餐。

因此，陈女士的饮食应当合理搭配：每日食盐 4 ～ 5g、主食以谷类和豆类为主，每餐都配有 3 ～ 4 两蔬菜，每日配有 1 种水果（橘子、苹果等），少量瘦肉类和 3 ～ 4 两海鲜，注意补钙，定时定量，少食多餐。

步骤五 确定饮食结构

（1）计算三大营养素每日提供的能量，一般蛋白质占 10% ～ 15%，脂肪占 20% ～ 30%，碳水化合物占 55% ～ 65%。陈女士每日所需热量 1827kcal。因此：

蛋白质：1827kcal×15%=274kcal

脂肪：1827kcal×20%=365kcal

碳水化合物：1827kcal×55%=1005kcal

（2）使用食品交换法设计每日食谱。食品交换分法将食物分成七大类，分为主食类、蔬菜类、肉蛋类、大豆类、奶类、水果类、油脂类。每份食物所含热量大致相仿，可以把约 90kcal 的能量为交换份，合理安排膳食，见表 2-5-4。

表 2-5-4 部分类别食品的等量食物交换份

类别	食品	食品	重量 /g
主食	米类	豆类	25
	面粉、米粉、玉米面	面条	35
	烧饼、馒头、饼类	粉皮	150
蔬菜	绿叶蔬菜	白萝卜、青椒、冬笋	400
	黄瓜、茄子、丝瓜	山药、藕	150
	葫芦、西红柿、冬瓜	胡萝卜	200
水果	香蕉、荔枝	李子、杏	200
	梨、桃、苹果	葡萄	200
	橘子、猕猴桃	西瓜	500

做一做

请为陈女士制订膳食计划

1. 计算标准体重：(158 - 100)×0.9 = 52.2（kg）

2. 判断患者体型：实际体重 68kg，属肥胖。

3. 判断体力劳动程度：高管属轻体力劳动。

4.计算每日所需总热量：按照成人热量供给标准表，每日应摄入热能标准为 35 ～ 40kcal / kg，因此全天所需总热量：（158 － 100）×0.9×35=1827kcal

5.换算成食物交换份数：

★食物份数：

1827kcal÷90kcal=20 份。

★营养素份数：

碳水化合物 20×60%=12 份；蛋白质 20×20%=4 份；脂肪 20×20%=4 份。将以上食品份数合理分配至一日三餐。

★ 注意事项 ★

计算营养供给量一定要结合患者的平时食量、有无并发症等，如患者血糖高餐前应给予降糖药物或者胰岛素治疗。此外，还要考虑患者有无咀嚼障碍、吞咽困难或者患者的体力情况以及能否自理、行走等。不宜单纯运用理论数据而不考虑个体差异，勤于观察患者体重变化，用以衡量进食情况。在满足味蕾的同时，必须与每日所需营养素相均衡，一日内的总热量要在标准之内，糖尿病患者应严格限制糖的摄入。

【任务评价】▶▶▶

根据学习过的内容，自主练习为案例中的脑卒中患者选择一份个性化的食物，根据评价表完成自我评定。

该任务主要学习脑卒中患者的营养需要，任务完成后，理论上主要考核学生对脑卒中食谱的认知程度。技能上重点考核是否能应用理论知识为脑卒中患者制订合理膳食。考核评价表如下。

任务考核评价表

班级：		姓名：	学号：	
序号	考核项目内容	考核标准	成绩	备注
1	脑卒中患者的膳食指导	回答问题能抓住要点、重点，答题准确，描述清晰，表达流利	30%	
2	动手操作能力	完成任务导入中的案例指导	40%	
3	团队协作能力	互帮互学，共同完成任务，方法得当，交流及时，提问到位	10%	
4	职业素养	团队意识、服务意识强，文明沟通	10%	
5	日常考核	按时签到，精力集中	10%	

子任务二　运动管理

【任务导入】▶▶▶

案例中的陈女士因脑卒中入院并患有高血糖、高血脂、高血压，心电图显示有心肌缺血的情况，应该如何科学运动呢？请你为陈女士制订运动处方。

【任务目标】▶▶▶

能正确地为案例中的陈女士制订一份运动处方。

【任务分析】▶▶▶

该任务可以分成五个部分进行。

【任务实施】▶▶▶

脑卒中人群的运动有利于控制引发脑卒中的高危因素，阻止疾病的进展程度，提高患者的生活质量，减少并发症的发生。对于高危人群应充分做好运动评估，使运动处方更加个体化的同时也保证运动的安全性。运动处方要根据患者心肺功能评定的结果、患者的运动兴趣来制订，对于耐受的患者运动训练需要达到一定的运动时间和强度，使运动发挥医疗作用。但是运动时间、强度、频率等都是需要科学进行的。

步骤一　运动类型的选择

脑卒中患者主要以改善心肺功能、关节放松以及锻炼肌力为主，应进行小强度、大肌群的动力运动为主，如慢走、打太极拳，锻炼胸腰背肌、腹肌和四肢肌力。

步骤二　运动强度的选择

心肺功能是运动处方的重要依据，运动强度要看患者是否适宜，运动强度强调到个体化，运动时间以 30min 为宜。

运动中达到的心率 $HR = (HR_{max} - HR_{rest}) \times (0.6{-}0.8) + HR_{rest}$

> ★　温馨提示　★
>
> HR_{max} 为最大运动时的心率；HR_{rest} 为静止时的心率。

41. 日常运动项目

步骤三　运动时间

脑卒中患者的运动时间根据患者的个体差异而定，可自一开始的几分钟逐渐增加，一般可进行低、中等强度的运动 15～20min，也可根据患者的自身情况由简单的运动开始增加难度，待患者逐渐适应后逐步延长至 30～60min，运动期间可以间断完成。对于健康情况不好的患者即使每日几分钟的运动也能起到一定的作用。

步骤四 **运动时间段的选择**

对于运动时间的选择主要取决于患者的自身情况，如果患者没有伴随糖尿病，对于运动时间的选择上可以不做限制。反之，如果患者伴随糖尿病通常于餐后 1 ～ 3h 活动为佳。

★ **注意事项** ★

脑卒中伴有糖尿病患者不可在空腹时运动，谨防发生低血糖、晕厥、跌倒。

步骤五 **运动阶段的分类**

对于脑卒中的高危人群，根据患者的个体功能、健康情况、年龄等因素分为三个阶段。

1. 开始阶段

本阶段由于患者病情刚稳定，处于起始阶段，也是时间最长的阶段，一般持续 6 ～ 10 周。其中包含伸展运动、体操和低强度有氧运动，这些运动强度低，不易引起损伤，也可根据患者自身的情况适当缩短本阶段的运动时间进入下一个阶段。

2. 改善阶段

本阶段可较快的进行，2 ～ 3 周可逐渐达到预计水平，能力弱的患者可进行间歇性的运动，再慢慢发展为有氧运动，那么此周期的时间可能需要适当延长。

3. 维持阶段

本阶段由于患者的心肺功能可能达到了一定的水平，运动负荷暂时不再增加，所以需要暂时制订运动方案，在原有的运动基础上可增加适当的兴趣运动。

42. 运动注意事项

【任务评价】▶▶▶

任务考核评价表

班级：		姓名：		学号：	
序号	考核项目内容	考核标准	成绩	备注
1	脑卒中患者的运动指导	全面准确地进行运动指导	30%	
2	动手操作能力	完成任务导入中的案例指导	40%	
3	团队协作能力	互帮互学，共同完成任务，方法得当，交流及时，提问到位	10%	
4	职业素养	团队意识、服务意识强，文明沟通	10%	
5	日常考核	按时签到，精力集中	10%	

子任务三　康复管理

【任务导入】 ▶▶▶

案例中的陈女士因脑卒中入院右侧肢体活动不利入院，舌头伴有麻木感，意识轻微模糊，头疼、呕吐，做 CT 检查提示脑出血，患有高血压、高血糖，如果患者病情不再发展，一般可在 10 ~ 14 日后进行康复锻炼。根据陈女士的情况，如何进行康复训练呢？

【任务目标】 ▶▶▶

能正确地为案例中的陈女士制订一份康复训练方案。

【任务分析】 ▶▶▶

该任务可以分成五个步骤进行。

【任务实施】 ▶▶▶

脑卒中患者的常见康复问题主要分为感觉障碍、认知障碍、运动障碍、言语障碍、日常生活活动障碍、吞咽障碍以及心理障碍等。我国可以通过神经功能缺损评定量表对患者进行神经功能、运动和感觉功能、认知和知觉功能、日常生活能力、心理及生活质量进行测评，见图 2-5-2。

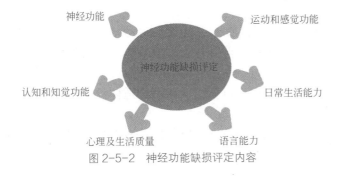

图 2-5-2　神经功能缺损评定内容

步骤一　康复目标的确定

脑卒中患者的康复目标需要根据患者情况制订方案，对每个患者每月举行一次评定，评定是否达到所需的康复目标，如果达到则制订新的目标及计划，如果没有达到，要分析其原因，变更目标，修正康复训练计划。

步骤二　康复治疗原则

康复治疗原则见图 2-5-3 所示。

43. 跌倒的
应急处理

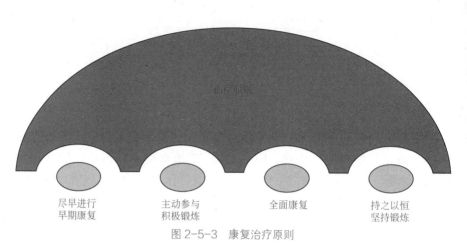

图 2-5-3　康复治疗原则

尽早进行　　　主动参与　　　全面康复　　　持之以恒
早期康复　　　积极锻炼　　　　　　　　　　坚持锻炼

步骤三　康复时间的选择

（1）对于早期康复，如患者发病后生命体征已稳定、意识清楚，如果疾病不再恶性进展，可以在 48h 后进行康复治疗，急性期康复次数基本要求是每日一次，但是早期康复的选择标准是急性期脑卒中第一次发病的患者？不包括短暂性脑缺血发作，对于多次发病、或病情严重的患者应根据具体情况安排个体化的康复治疗时间。

（2）对于偏瘫 - 软瘫的患者病情稳定后 3 ～ 4 日进行患肢所有关节被动活动，2 ～ 3 次 / 日，防止关节挛缩。活动顺序为从大关节到小关节，循序渐进，直至自主运动恢复。

步骤四　急性期特殊体位的摆放原则

（1）定时翻身，保持肢体功能位（多个大小不同的软枕支持）。

（2）采取患侧卧位，仰卧位为过渡性体位，时间不宜过长，避免半坐卧位。

（3）避免被褥过重或过紧，脱离不舒适体位，病情允许时鼓励患者尽早能够坐起来。

（4）坐位时保持躯干直立，背部以及肘部垫软枕，坐位时间不宜过长，防止下滑为半卧位。

步骤五　脑卒中并发症的康复治疗方案选择

（1）下肢深静脉血栓和肺栓塞：使用抗血小板药物预防缺血性卒中患者深静脉血栓和肺栓塞的发生。对有高度危险的患者可权衡利弊后谨慎应用预防剂量的肝素或低分子肝素。如果患者能够活动尽可能地早期开始运动。

（2）骨质疏松：脑卒中患者定期进行骨密度测定预防及治疗，建议用 α- 羟基维生素与钙制剂、异丙黄酮、羟乙基膦酸钠等。患者在日常生活中防止跌倒，以免骨折。

（3）中枢性疼痛：针对疼痛的加重或缓解因素，可以使用小剂量的中枢性镇痛药，如卡马西平、吗啡等。

（4）肩痛：采取电刺激，以改善肩侧方旋转，保持良好的肩部姿势，软瘫期患者可使用肩吊带。

（5）吞咽障碍康复：对于轻中度吞咽障碍可用输液、营养物质或暂时性胃造瘘或鼻饲作为过渡，重度吞咽障碍可用胃造瘘或鼻饲，以保证患者的营养。

【任务评价】▶▶▶

44. 手指操
康复锻炼

任务考核评价表

班级：		姓名：		学号：	
序号	考核项目内容	考核标准	成绩	备注	
1	脑卒中患者的康复管理	全面准确地进行康复指导	30%		
2	动手操作能力	完成任务导入中的案例指导	40%		
3	团队协作能力	互帮互学，共同完成任务，方法得当，交流及时，提问到位	10%		
4	职业素养	团队意识、服务意识强，文明沟通	10%		
5	日常考核	按时签到，精力集中	10%		

子任务四 用药管理

【任务导入】▶▶▶

陈女士目前确诊为出血性脑卒中，需要药物治疗。请您为陈女士进行用药指导。

【任务目标】▶▶▶

能正确地为案例中的陈女士进行用药指导。

【任务分析】▶▶▶

该任务可以分成两个步骤。

【任务实施】▶▶▶

脑卒中出血期的治疗原则为降低颅内压，调整高血压，预防并发症，降低病残程度，促进康复，防止再次出血。

步骤一 治疗方法选择

（1）一般治疗：出血期患者要绝对卧床休息，避免活动及不必要的搬动，防止进一步出血，严格检测生命体征及瞳孔和意识的变化。如患者有尿潴留时应及时导尿，不能自主进食的患者可以采取鼻饲进食，保持患者呼吸道通畅，防止误吸、窒息和吸入性肺炎的发生。

（2）降低颅内压：常用脱水剂20%甘露醇、必要时可以使用利尿剂呋塞米降低颅内压，防止脑疝的形成，脑疝是死亡的主要死因。

（3）降压治疗：当血压超过180/105mmHg时给予降压治疗。

（4）手术、康复治疗：通过开颅减压术和血肿清除术可挽救患者的生命，患者病情稳定后可进行早期康复治疗并按时随访。随访流程如图2-5-4所示。

步骤二 用药注意事项

1.抗血小板药物

如果患者有消化道出血的情况，药物选择的时候就尽量不要选择阿司匹林，可以选择氯吡格雷或者其他的抗血小板的药物。

2.利尿剂

长期应用时部分患者可能会出现电解质失衡如低钾血症或高钾血症、高钙血症、尿酸增高、糖脂代谢紊乱、糖耐量降低。大剂量应用还可出现肾小管排酸作用下降，导致痛风的发生，所以利尿剂应用时要注意定期查血钾、血糖、血脂、尿酸。要小剂量应用，避免有效血容量过度降低而导致各脏器的供血量下降。注意补充钾，可口服补钾药，也可食用含钾丰富

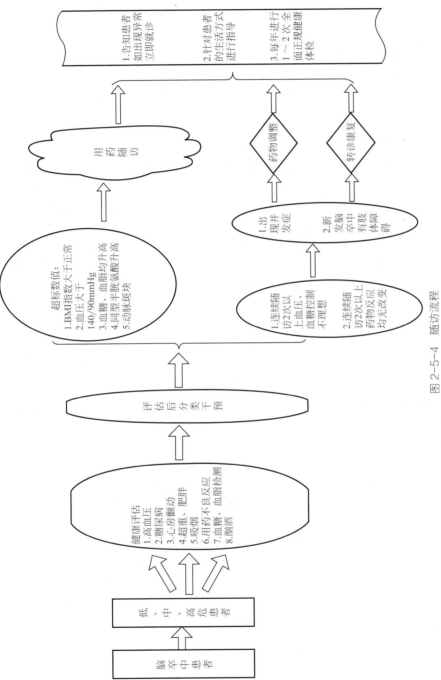

图 2-5-4 随访流程

45. 轮椅的
使用

的食物。若利尿剂与 ACEI 或 ARB 同时使用则可减少低钾血症等不良反应的发生。

3. 他汀类药物

如果患者服用他汀类药物要定期随诊，定时检测肝功能、肌酶，他汀类药物可能会引起肝脏损伤和肌肉的破坏。

4. 降压

降压不宜过快过低，一般要逐渐下降到病前原有水平或稍高，若血压低于 180/105mmHg 时可暂时不用降压。

【任务评价】▶▶▶

任务考核评价表

班级：		姓名：		学号：	
序号	考核项目内容	考核标准		成绩	备注
1	脑卒中患者的用药管理	回答问题能抓住要点、重点，答题准确，描述清晰，表达流利		30%	
2	动手操作能力	完成任务导入中的案例指导		40%	
3	团队协作能力	互帮互学，共同完成任务，方法得当，交流及时，提问到位		10%	
4	职业素养	团队意识、服务意识强，文明沟通		10%	
5	日常考核	按时签到，精力集中		10%	

（李　炜）

项目六

痛风的健康管理

【案例】

张先生，64 岁，身高 166cm，体重 82kg，是一位公司老板。平时经常和客户吃饭，喜欢喝酒，尤其是啤酒，爱吃火锅和油腻的食物。5 年前体检发现尿酸升高，未引起重视，之后出现踝关节红肿热痛，反复发作，医师诊断为痛风。高血压 3 年，平时吃药血压控制在（100 ~ 140）/（80 ~ 90）mmHg，空腹血糖 5.8mmol/L，高脂血症 3 年（TC 8.2mmol/L），TG 2.0mmol/L，HDL 1. 0mmol/L，LDL 7.5mmol/L。从以上信息可以看出，该老年人患有痛风，请对其进行健康管理。

【项目导读】

项目重点介绍痛风的健康管理，能够对痛风人群进行初步的健康指导。

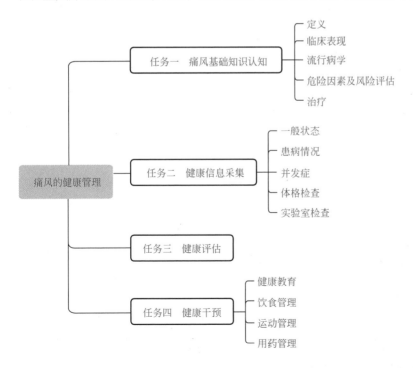

【项目学习目标】

能够正确地说出痛风的定义、临床表现、危险因素及风险评估、痛风的治疗。

能够对痛风进行健康信息采集。

能够对痛风的风险进行评估。

能够正确地对痛风人群进行健康干预。

【项目实施】

该项目共有四个任务，每个任务又细分成不同的子任务。学生通过该项目的学习，达到能够对痛风人群实施正确健康管理的目的。

任务一
痛风基础知识认知

【任务导入】▶▶▶

要对案例中的张先生进行健康管理，首先需要完成痛风基础知识的学习，为后续的健康指导奠定基础。

【任务目标】▶▶▶

掌握痛风相关的理论知识。

【任务分析】▶▶▶

该任务分为五个步骤，包括认知痛风的定义，认知痛风的临床表现，认知痛风的流行病学，认知痛风的危险因素及风险评估，认知痛风的治疗。

【任务实施】▶▶▶

步骤一　认知痛风的定义

痛风是长期嘌呤代谢障碍和 / 或尿酸排泄障碍所致血尿酸增高，尿酸盐结晶沉积在关节囊、滑膜囊、软骨、骨质等组织，引起组织损伤的一组疾病。以高尿酸血症、反复发作的急性关节炎、痛风石形成、慢性关节炎和关节畸形，以及在病程后期出现肾尿酸结石和痛风性肾实质病变为临床特点。

步骤二　认知痛风的临床表现

痛风的临床过程主要分为以下几个阶段：无症状期、急性发作期、间歇期、慢性期、肾脏病变期。

（1）无症状期：这一阶段常常无任何临床表现，仅仅有血尿酸水平升高，通常在痛风病程的早期，而有一部分人中则可以持续数年或数十年，然后才有痛风急性发作，甚至也有个别的人可以终身不发生临床痛风。

（2）急性发作期：发作时间通常在下半夜，发作前多无先兆症状。初次发病多数仅侵犯单个关节，尤其是第一跖趾关节，其余部位常见足背、踝关节、足跟、膝关节、腕关节、手指和肘关节，以上部位出现疼痛、肿胀、发红，伴有剧烈疼痛。使用显微镜观察，会发现患处组织内有松针状尿酸盐沉淀。剧烈疼痛就是由尿酸盐沉淀引起的。请注意，在发病期血尿酸已经生成沉淀，所以尿酸值比平时最高值要低。

（3）间歇期：间歇期是指痛风两次发病的间隔期，这个时期血尿酸浓度偏高。持续时间一般为几个月至一年。如果没有采用降尿酸的方法，发作会频繁，痛感加重，病程延长。

（4）慢性期：老年人主要表现是存在痛风石，慢性关节炎、尿酸结石和痛风性肾炎及并发症。此时痛风频繁发作，身体一些部位开始出现痛风石，随着时间的延长痛风石逐步变大。痛风石常出现在耳轮，其余见于跖趾关节、手指关节等。

（5）肾脏病变期：在肾脏病变期主要表现为三种形式即尿酸盐肾病、尿酸性肾结石、急性梗阻性肾病。

步骤三　认知痛风的流行病学

随着居民生活水平与饮食结构的改变，痛风发病率也在增加，并呈现低龄化趋势。痛风遍布于世界各地，发病率有地区及种族之间的差别，我国高尿酸血症发病率为17.6%，高尿酸血症中约15%会发生痛风。其中，男性多见于40岁以上的人群，女性多见于绝经后的妇女，男女之比为（2～7）∶1。

步骤四　认知痛风的危险因素及风险评估

（一）痛风的危险因素

1. 年龄

高尿酸血症、痛风与年龄因素有关。中老年人为原发性痛风的高发群体，44岁为平均发病年龄。可能与中老年年龄较大、肾功能减退、尿酸排泄减少有关。近年来，随着人们生活水平的提高及饮食结构的改变，发病年龄具有年轻化的趋势。

2. 性别

大量研究表明，高尿酸血症与痛风的发病率与性别有关，这可能与雌激素水平相关。女性绝经前分泌的雌激素能够加大肾脏对尿酸的清除作用，女性绝经后，雌激素水平便会显著降低，肾脏对尿酸的清除概率便会大幅下降，进而血尿酸水平会相应升高。

3. 遗传因素

5%～25%老年人具有家族史。如果双亲都具有高尿酸血症与痛风，会比单亲患有高尿酸血症与痛风的患病率更高且病情更重。

4. 生活方式

研究表明，经济水平、饮食、生活习惯与痛风的发生有关。如果进食过多高蛋白、肉类与海鲜食品，便有可能使痛风发病率增加。此外，饮酒可诱发痛风性关节炎发作，可能与乙醇引起肾脏排泄尿酸减少和尿酸生成增加有关。另一研究发现，摄入较多的奶制品，高尿酸血症和痛风的概率会降低。

5. 肥胖

肥胖与痛风发生有关，过于肥胖，体内的脂肪过多，便有可能使血尿酸处于持续升高的趋势中，尿酸生成增多且肾脏排泄的尿酸数量也会减少。

6. 药物

某些药物与痛风及高尿酸血症发生有关。例如，长期口服利尿药会使肾小管对尿酸盐的重吸收增加，从而出现高尿酸血症。另外，服用阿司匹林药物在一定时期内能使病情获得改善，但是如果长期服用，将会出现反作用。

7. 运动

运动情况也与高尿酸血症有关。长期进行体育锻炼的人群，发生高尿酸血症与痛风的概率较高，较多的体育锻炼会使机体内产生过多的乳酸，乳酸将会使肾脏排泄尿酸的功能被抑制，进而人们体内的血尿酸便会升高，而运动过少人群患有高尿酸血症与痛风的概率便会降低。

（二）痛风的风险评估

1. 痛风高危人群的评估

（1）痛风高危人群发生痛风的概率比一般人要高很多，所以要及时评估，早期发现。男女痛风发病比例为（2～7）:1。其中男性多在40～60岁发病，并且发病年龄日趋年轻。女性在绝经前由于雌激素对尿酸的抑制作用一般不发生痛风，在绝经后痛风发生率会增加。

（2）痛风的发生与肥胖有关。研究表明，痛风老年人的体重超过标准体重的17.8%、男性腰围大于90cm、女性腰围大于85cm，体表面积越大，血清尿酸值越高。

（3）老年人如果合并高尿酸血症、高脂血症、高血压等代谢综合征，则发生痛风的概率也要比一般人高。

（4）高尿酸血症老年人更有可能发生痛风，其中大约20%的老年人会发生痛风性关节炎。

2. 痛风老年人的评估

痛风的诊断采用2015年美国风湿病协会（ACR）/欧洲抗风联盟（EULAR）的分类标准，见表2-6-1。至少发生1次外周关节或滑囊肿胀、疼痛或者触痛作为诊断痛风的必要条件，在有症状的关节或滑膜液中发现尿酸钠结晶或出现痛风石作为确诊的充分条件，如果不符合充分条件，那么要依据老年人的临床表现、实验室及影像学检查结果累计赋分，≥8分可诊断为痛风。该诊断标准除考虑老年人的临床症状及血清尿酸水平外，还考虑了尿酸钠结晶沉积、高频超声、双能CT等，使痛风诊断的敏感性和特异性均得到显著提升。

表 2-6-1　美国风湿病协会（ACR）/ 欧洲抗风联盟（EULAR）的分类标准

	项目		得分
第 1 步纳入标准	周围关节或关节囊至少出现一次肿胀、疼痛或触痛		
第 2 步：充分标准（如果条件满足，可直接诊断为痛风，无需评分）	在有症状的关节、关节囊（滑液）或痛风结节中发现 MSU		
第 3 步：评分标准（如果不满足充分标准时使用）			
临床表现	症状发作期间关节 / 囊受累的类型	踝关节或足中段（但不累及第 1 跖趾关节）	1
		第 1 跖趾关节	2
	症状发作时受累关节的特征：红肿（患者报告或医师观察）、明显压痛、活动受限	满足 1 个特征	1
		满足 2 个特征	2
		满足 3 个特征	3
	下列特征符合 2 ～ 3 条为典型发作：疼痛达峰时间 < 24h；症状缓解时 ≤ 14 日；两次发作期间完全缓解	1 次典型发作	1
		多次典型发作	2
	痛风结节的临床证据：渗出性或粉状皮下结节，常上覆血管，位于典型部位：关节、耳朵、鹰嘴窝、手指垫、肌腱	有	4
实验室指标	血尿酸水平（未使用降尿酸药物；急性发作 4 周后；任意时间最高值）	< 238μmol/L	-4
		238 ～ 357μmol/L	0
		357 ～ 476μmol/L	2
		476 ～ 595μmol/L	3
		≥ 595μmol/L	4
	受累关节 / 囊的滑液分析	MSU 阴性	-2
影像学	受累关节 / 囊内尿酸盐沉积的影像学证据：双轨征或双能 CT（DECT）显示尿酸盐沉积的超声证据	有任一项	4

	项目		得分
影像学	痛风相关关节损伤的影像学证据：手和 / 或足的常规射线照相显示至少有 1 处侵蚀	有	4

步骤五 认知痛风的治疗

治疗痛风的要点主要包括控制高尿酸血症，预防尿酸盐沉积，迅速终止急性关节炎发作，防止尿酸结石形成和肾功能损害。

1.一般治疗

调节饮食，控制总热量摄入，限制饮酒和高嘌呤食物，每日饮水2000mL 以上，以增加尿酸的排出；慎用抑制尿酸排出的药物比如利尿剂、阿司匹林等；避免各种诱发因素如暴食酗酒、受凉受潮等；积极治疗相关疾病，如高脂血症、糖尿病、高血压病等。

2.急性期治疗

急性期老年人应该卧床休息，适当的抬高患肢，避免患肢负重。可以暂停使用降尿酸药物，以免引起血尿酸波动。急性期可采用以下药物治疗。

（1）秋水仙碱：是治疗痛风发作的特效药。一般用药后 6 ～ 12h 症状减轻，48h 内大部分老年人症状缓解，所以老年人应尽早使用。

（2）非甾类抗炎药：此类药物有双氯芬酸、依托考昔、吲哚美辛等，此类药物作用比较温和。开始使用时药物应足量，症状缓解后可以减量。胃肠道症状是最常见的不良反应，也可能会引起肾功能不全，血小板功能异常等。

（3）糖皮质激素：通常用于上述两类药物无效或禁忌时使用。

3.间歇期和慢性期的治疗

这两个时期旨在控制血尿酸维持在正常水平。常用的降尿酸药物分为两类，分别是促尿酸排泄药如丙磺舒、苯磺唑酮、苯溴马隆等和抑制尿酸生成药。

4.肾脏病变期的治疗

老年人除积极有效地控制血尿酸水平外，还要碱化尿液，多喝水，多排尿。痛风性肾病老年人，使用利尿剂时还需要避免使用影响尿酸排泄的噻嗪类利尿剂、速尿等，可以选择螺内酯（安体舒通）等。碳酸酐酶抑制剂乙酰唑胺有利尿和碱化尿液作用，也可以使用。尿酸性尿路结石老年人，多数可溶解、自行排出，体积大且固定者可体外碎石或手术治疗。急性尿酸性肾病老年人，可以用别嘌醇降低血尿酸，还要按照急性肾衰竭进行处理。对于慢性肾功能不全可行透析治疗，必要时可做肾移植。

5.无症状高尿酸血症的治疗

老年人如果血尿酸水平低于 535μmol/L，并且没有痛风家族史，一般

46.体检出尿酸高，就意味着得痛风了吗？

不需要用药治疗，但是要严格控制饮食，避免诱因，密切随访。反之应使用降尿酸药物。

【任务评价】▶▶▶

任务考核评价表

班级：		姓名：	学号：
序号	考核项目内容	答案	
1	痛风定义		
2	痛风的临床表现		
3	痛风的流行病学		
4	痛风的危险因素		

任务二
健康信息采集

【任务导入】▶▶▶

请对案例中的张先生进行健康信息采集。

【任务目标】▶▶▶

能正确地为案例中的张先生采集相关信息。此任务分为五个步骤。

【任务分析】▶▶▶

健康信息采集主要包括张先生的健康状况、既往病史、家族病史、生活习惯、体格检查、辅助检查、心理社会因素等。

【任务实施】▶▶▶

> **步骤一** 采集张先生的一般状态

一般状况包括年龄、性别、文化程度、经济收入、婚姻状况等。

> ❀ **做一做**
>
> 通过信息采集，收集到案例中的张先生46岁，男，大专文化，经济收入可观，配偶身体健康。

47. 老年人健康信息采集方案

> **步骤二** 采集张先生的患病情况

主要包括发病年龄、起病情况、饮食习惯、运动习惯、营养状况、体重变化、目前治疗情况、痛风发生史、发生频率、累及部位、具体用药情况、评估肾脏功能、是否合并其他慢性病如肥胖、糖尿病、血脂异常、高血压等，是否长期使用导致尿酸升高的药物，饮酒史、吸烟史、家族病史。

> ✎ **试一试**
>
> 通过采集发现张先生5年前体检发现尿酸值高，之后出现痛风，平时喜欢吃油腻的食物和火锅，长期饮酒，运动较少，体型偏胖，每次疼痛发作时口服秋水仙碱或静脉滴注糖皮质激素，目前合并高血压、血脂异常。其父亲曾在60岁查出痛风，母亲身体健康。

步骤三 采集痛风相关并发症，包括以下几点

① 高血压
② 高血脂
③ 高血糖
④ 家族病史
⑤ 其他：心理问题

做一做
通过采集发现张先生目前合并高脂血症和高血压。

48.血糖
监测

步骤四 体格检查

体格检查包括身高、体重、BMI、腰围、臀围、血压、心率及四肢关节检查，有无关节畸形。

试一试
通过检查并计算得出张先生的BMI=29.8kg/m²，属于肥胖。腰围93cm，腹型肥胖。血压100/85mmHg，膝关节、腕关节多处疼痛，没有出现关节畸形。

步骤五 实验室检查

主要检查血尿酸水平、血糖、血脂四项、肝功能和血清肌酐。

做一做
通过检查发现张先生血脂异常、血尿酸水平高。

【任务评价】▶▶▶

任务考核评价表

班级：		姓名：	学号：	
序号	考核项目内容	考核标准	成绩	备注
1	能正确地回答痛风的健康监测内容包括哪些	回答问题能抓住要点、重点，答题准确，描述清晰，表达流利	30%	
2	动手操作能力	完成任务中的动手任务	40%	

班级:		姓名:	学号:	
序号	考核项目内容	考核标准	成绩	备注
3	团队协作能力	互帮互学,共同完成任务,方法得当,交流及时,提问到位	10%	
4	职业素养	团队意识、服务意识强,文明沟通	10%	
5	日常考核	按时签到,精力集中	10%	

任务三　健康评估

【任务导入】▶▶▶

请对案例中的张先生进行健康评估。

【任务目标】▶▶▶

能正确地为案例中的张先生进行健康评估。

【任务分析】▶▶▶

主要是评估患者是否存在急危重症，是否合并并发症或者其他系统严重疾病并对其进行危险分层。

【任务实施】▶▶▶

49.体格检查

通过信息采集收集到的张先生相关信息，明确了张先生发病的高危因素主要包括饮食喜食油腻食品和火锅，平时运动量少、肥胖。通过分析体格检查及实验室检查结果，发现张先生血尿酸值高、血压高、血脂异常、BMI 高。根据美国风湿病协会（ACR）/欧洲抗风联盟（EULAR）的分类标准，为张先生进行风险评估。

【任务评价】▶▶▶

任务考核评价表

班级：		姓名：		学号：	
序号	考核项目内容	考核标准	成绩	备注
1	能正确地进行健康评估	回答问题能抓住要点、重点，答题准确，描述清晰，表达流利	30%	
2	动手操作能力	完成任务导入中的案例指导	40%	
3	团队协作能力	互帮互学，共同完成任务，方法得当，交流及时，提问到位	10%	
4	职业素养	团队意识、服务意识强、文明沟通	10%	
5	日常考核	按时签到，精力集中	10%	

任务四　健康干预

痛风老年人的健康干预主要包括四个子任务，分别是健康教育、饮食管理、运动管理、用药管理。

子任务一　健康教育

【任务导入】▶▶▶

健康管理师通过交谈发现张先生并没有意识到痛风的严重性，经常和客户一起吃火锅、喝啤酒，引起踝关节反复出现红肿热痛，张先生认为吃点药就好了，也没当回事。请你为张先生进行健康教育。

【任务目标】▶▶▶

能正确地为案例中的张先生进行健康教育。

【任务分析】▶▶▶

研究表明，授权理论这种健康教育可以有效地降低老年人的尿酸值，降低老年人痛风急性发作次数，提高老年人自我管理能力，是一种有效的痛风老年人健康教育形式。

授权教育即专业人员利用专业知识和技能对老年人进行健康指导，发现自我潜能，提高自我能力，包括明确问题、表达感情、设立目标、制订计划、评价结果五个步骤。

【任务实施】▶▶▶

步骤一　明确问题

给老年人发放一份评估表，内容包括：老年人姓名、性别、年龄、文化程度、电话、BMI、饮食习惯、痛风发展阶段、心理问题、老年人对痛风疾病的认知、老年人对饮食与痛风关系的认知、老年人对运动与痛风关系的认知。同时，要询问老年人在痛风治疗过程中遇到的问题并做好记录。

步骤二　表达感情

健康管理师在与老年人沟通的过程中，要提供给老年人一个轻松的环境，鼓励老年人表达自己的想法，很多痛风老年人由于经常饱受痛风的折磨，会有许多消极心理，健康管理师要着重与这类老年人交谈，针对老年人的疑问——向他们解释，帮助解决老年人的困惑并鼓励老年人，加强其自我管理能力。还有一部分老年人，抱着无所谓的态度，饮食上没有节制，对于这类老年人，我们要让其认识到痛风的诱发因素以及痛风的严重危害性，使老年人从心里面重视疾病。

步骤三 设立目标

由于好的生活习惯只有长时间坚持才能体现出它的作用，所以我们应该对痛风老年人进行长时间的健康干预。根据收集到的老年人的信息，为老年人提供饮食、运动目标，在制定目标的过程中，要以老年人为中心。

步骤四 制订计划

计划的制订一定要以老年人为中心，听取老年人的意见，这样才能提高老年人的自主性。计划的内容包括饮食、运动、生活习惯、用药指导等方面。

步骤五 评价结果

50.七步洗手法

健康管理师每隔一段时间可以与老年人共同回顾并讨论行为改变的效果及目标达成情况，鼓励老年人继续保持正确的行为，改变错误的自我管理行为并不断坚持。

【任务评价】▶▶▶

根据学习过的内容，请你根据授权理论为张先生设计一份健康计划。根据评价表完成自我评定。

该任务主要学习痛风老年人的健康教育，任务完成后，理论上主要考核学生对痛风健康教育的内容掌握情况。技能上重点考核是否能对老年人进行健康教育。考核评价表如下表所示。

任务考核评价表

班级：		姓名：	学号：	
序号	考核项目内容	考核标准	成绩	备注
1	理论学习	回答问题能抓住要点、重点，答题准确，描述清晰，表达流利	30%	
2	动手操作能力	完成任务导入中的案例指导	40%	
3	团队协作能力	互帮互学，共同完成任务，方法得当，交流及时，提问到位	10%	
4	职业素养	团队意识、服务意识强，文明沟通	10%	
5	日常考核	按时签到，精力集中	10%	

子任务二　饮食管理

【任务导入】▶▶▶

　　案例中的张先生经过健康评估之后意识到自身痛风的严重性，因为担心尿酸值升高，不知道哪些食物能吃，哪些食物不能吃，迫切想要了解如何科学进餐。请你为张先生制订一份科学健康的食谱。

【任务目标】▶▶▶

　　能正确地为案例中的张先生制订一份食谱。

【任务分析】▶▶▶

　　饮食管理是痛风的一项基础治疗措施，需要长期严格执行，可以降低10%～18%的血尿酸水平，是综合管理的重要组成部分。张先生体型肥胖，除了遵循普通痛风老年人的饮食原则以外，还需要减轻体重，确定合理的总能量摄入，合理、均衡地分配各种营养物质恢复并维持理想体重。该子任务主要分为三个步骤完成。

【任务实施】▶▶▶

步骤一　计算每日所需总热量

（一）体重评估

　　张先生的标准体重＝身高（cm）-105=166-105=61kg

　　体重指数＝体重（kg）/［身高（m）^{2}］$=82/1.66^2=29.8kg/m^2$

　　张先生体重指数＞$28kg/m^2$属于肥胖，见表2-6-2。

表 2-6-2　体重评价表

体重指数	$\geqslant 28kg/m^2$	$24 \sim 27.9\ kg/m^2$	$18.5 \sim 23.9kg/m^2$	$< 18.5kg/m^2$
评价定义	肥胖	超重	正常	消瘦

（二）计算每日所需总热量

　　总能量（kcal）＝标准体重（kg）×每千克理想体重所需热量（kcal/kg）

　　张先生为轻体力劳动者，由于张先生肥胖，所以摄入的总能量应该比标准体重的低0～15%，以达到减轻体重的目的。查表2-6-3得知每日每千克标准体重的热能供给量为20～25。张先生每日需总热量=61×［（20～25）×90%］=61×［18～22.5］=1098～1373kcal。

表 2-6-3　不同劳动强度成人每日热能供给量（kcal/kg 标准体重）

劳动强度	消瘦/（kcal/kg）	正常/（kcal/kg）	肥胖/（kcal/kg）
卧床休息	20～25	15～20	15
轻体力劳动	35	25～30	20～25
中等体力劳动	40	35	30
重体力劳动	40～45	40	35

（三）确定饮食结构

痛风老年人蛋白质、脂肪、碳水化合物分别占总热量的 15%、25%、60%。

根据张先生的情况我们按照 1098 热量计算。

蛋白质热量 =1098×15%=165kcal

脂肪热量 =1098×25%=275kcal

碳水化合物热量 =1098×60%=659kcal

（四）饮食评估

评估个体有无高嘌呤、酗酒等饮食行为。

经评估张先生平时喜欢吃火锅、海鲜、油腻等高嘌呤食物，有酗酒习惯，喜欢喝啤酒。对张先生的饮食指导主要解决高嘌呤饮食、油腻与酗酒问题。

51. 痛风饮食小技巧

步骤二　确定食物摄入标准

（一）痛风老年人的饮食控制

1. 总的饮食原则

痛风老年人总的饮食原则为"三低、一多和一高"，即低嘌呤、低脂、低盐，多喝水、高维生素摄入。痛风老年人首先需要控制总热量。由于多数痛风老年人超重，所以总热量的制定应该比标准体重低 0%～15%。

2. 蛋白质和碳水化合物

对于蛋白质的选择，痛风老年人可以选择牛奶、鸡蛋、谷类等，尽量避免选择海鲜、肉等含嘌呤比较高的动物蛋白；痛风老年人应该摄入充分的碳水化合物，适量的碳水化合物能防止身体产生酮体，也有利于降低尿酸。

3. 低嘌呤饮食

痛风老年人应该低嘌呤饮食，因为嘌呤可以转换为尿酸，从而导致机体尿酸值升高，加快痛风的形成。每日嘌呤摄入量控制在 150mg 以下。

4. 多饮水

痛风者每日饮水量应该维持在 2000～3000mL，多饮水有利于尿酸的排出，可选白开水、矿泉水等。

5. 低盐、低脂饮食

痛风老年人应该低脂饮食，原因为过高的脂肪会使尿酸排泄少，尿酸值升高。钠会促进尿酸沉淀，所以要低盐饮食。

6. 补充无机盐和维生素

痛风老年人应该多摄入 B 族和 C 族维生素，可以促进组织内尿酸的溶解。同时多吃新鲜的蔬菜和水果，有利于促进尿酸的排泄。

7. 禁酒和刺激性食物

啤酒中含有大量的嘌呤，会使尿酸值升高，诱发痛风。要禁饮。辣椒、咖喱、胡椒、花椒、芥末、生姜、浓烈香料及辛辣调味品会抑制尿酸排泄，诱使痛风急性发作，应避免食用。

（二）痛风老年人饮食宜忌

高嘌呤饮食中嘌呤含量超过 150mg/100g，中嘌呤饮食嘌呤含量为 50 ~ 150mg /100g，低嘌呤饮食中嘌呤含量在 50mg /100g 以下。部分食物中嘌呤含量分类见表 2-6-4 ~表 2-6-6。

表 2-6-4　低嘌呤食物

食物名称	嘌呤含量 /（mg /100g）	食物名称	嘌呤含量 /（mg /100g）
冬瓜	2.8	橙子	3
西瓜	1.1	苹果	1.3
鸡蛋白	3.7	鸡蛋黄	2.6
白米	18.4	玉米	9.4
马铃薯	3.6	蜂蜜	1.2
葱头	8.7	姜	5.3
空心菜	17.5	白菜	9.7

表 2-6-5　中嘌呤食物

食物名称	嘌呤含量 /（mg /100g）	食物名称	嘌呤含量 /（mg /100g）
豆干	65.3	海带	96.6
金针菇	60.9	豆腐	55.5
银耳	98.6	黑芝麻	57
鲈鱼	70	火腿	55
鳝鱼	92.8	花生	95.3
牛肉	83.7	绿豆	75.1
猪大肠	69.8	红豆	53.2

表 2-6-6　高嘌呤食物

食物名称	嘌呤含量 / (mg /100g)	食物名称	嘌呤含量 / (mg /100g)
蛤蜊	316	带鱼	391.6
猪肝	229.1	鸡肝	293.4
干贝	390	小鱼干	1538.9
牡蛎	239	豆芽	166
三文鱼	250	秋刀鱼	355.4
香菇	214	海鳗	159.5
乌鱼	183.2	带鱼	391.6

★ 注意事项 ★

（1）低嘌呤饮食：要禁食嘌呤含量高的食物（嘌呤含量超过150mg/ 100g），比如猪肝、带鱼等。

（2）多喝水，每日饮水量在 2000 ～ 3000mL，促进尿酸的排出，并补充无机盐和维生素。

（3）低盐、低脂饮食，禁食刺激性食物。

（4）禁烟、禁酒。烟、酒会诱发痛风的发生。

步骤三　不同时期痛风老年人的饮食标准

（1）痛风无症状期和间歇期：这两个时期老年人仍要禁食蛤蜊、香菇等含嘌呤高的食物。同时，要注意饮食与运动的平衡，避免剧烈运动，以免诱发痛风。

（2）痛风急性期：痛风急性期要禁食高嘌呤食物，每日食物中嘌呤的含量应该低于 150mg，同时要低脂肪、低盐饮食，禁食刺激性和辛辣食物，禁烟酒，多吃新鲜的蔬菜和水果，每日饮水 2000 ～ 3000mL，促进尿酸的排出。

（3）痛风慢性期：该时期可以选用含嘌呤较少的食物，但是仍然要禁食高嘌呤饮食，可以吃瘦肉，但是最好煮沸后将汤去掉再进食。

【任务评价】▶▶▶

根据学习过的内容，假设案例中的张先生处于急性期，请你为他设置一份个性化的食物，根据评价表完成自我评定。

该任务主要学习痛风老年人的营养需要，任务完成后，理论上主要考核学生对痛风食谱的认知程度。技能上重点考核是否能应用理论知识为痛风老年人制订合理的膳食。考核评价表如下表所示。

任务考核评价表

班级：		姓名：		学号：	
序号	考核项目内容	考核标准	成绩	备注
1	痛风老年人的膳食指导	回答问题能抓住要点、重点，答题准确，描述清晰，表达流利	30%	
2	动手操作能力	完成任务导入中的案例指导	40%	
3	团队协作能力	互帮互学，共同完成任务，方法得当，交流及时，提问到位	10%	
4	职业素养	团队意识、服务意识强，文明沟通	10%	
5	日常考核	按时签到，精力集中	10%	

子任务三　运动管理

【任务导入】▸▸▸

案例中的张先生听医师说痛风老年人需要运动，便开始剧烈运动，反倒诱发了痛风的发作，事后张先生很困惑，到底应该如何科学运动呢？请你为张先生制订运动处方。

【任务目标】▸▸▸

能正确地为案例中的张先生制订一份运动处方。

【任务分析】▸▸▸

该任务可以分成四个步骤进行。

【任务实施】▸▸▸

研究表明，适度的运动可以减少体内脂肪含量，增加胰岛素的敏感性，维持体重，也能促进尿酸的排出。可根据老年人的兴趣和条件选择不同的有氧运动方式。但是运动时间、强度、频率等都是需要科学进行的。

步骤一　体质测定

准备开始规律运动前，要做好医学体检、心肺功能及体质检查，排除运动的禁忌证，了解身体状况。

步骤二　环境的选择

研究表明，痛风老年人应该在温度适宜的条件下进行运动，环境温度不要太高也不要太低，温度太低会使尿酸盐的溶解度下降，从而诱发痛风，因此天气变化时要注意保暖，如果外面天气太冷，可以选择在室内进行运动。同时，也要尽量避免在温度过高的环境下运动，容易导致尿酸值升高，从而诱发痛风。

步骤三　运动强度的选择

建议痛风老年人每日保持中等强度的运动，平均每周运动 150min，平均每日运动 30min，每周进行至少 5 日中等强度的体育锻炼。不建议痛风老年人采取高强度的运动，因为这会使尿酸排泄减少，血尿酸值上升，诱发痛风。

步骤四　运动方式

痛风老年人建议采取有氧运动、比如快走、慢跑、健身操、游泳、羽毛球、乒乓球、太极拳、节奏适中的交谊舞等。

52. 有氧运动和无氧运动的区别

【任务评价】 ▶▶▶

　　根据学习过的内容，自主练习为张先生制订运动方案，根据评价表完成自我评定。

　　该任务主要学习痛风老年人的运动干预，任务完成后，理论上主要考核学生对痛风运动重要性的认知程度。技能上重点考核是否能应用理论知识为痛风老年人制订运动方案。考核评价表如下表所示。

任务考核评价表

班级：		姓名：		学号：	
序号	考核项目内容	考核标准	成绩	备注	
1	痛风老年人的运动指导	全面正确地为老人进行运动指导	30%	
2	动手操作能力	完成任务导入中的案例指导	40%	
3	团队协作能力	互帮互学，共同完成任务，方法得当，交流及时，提问到位	10%	
4	职业素养	团队意识、服务意识强，文明沟通	10%	
5	日常考核	按时签到，精力集中	10%	

子任务四　用药管理

【任务导入】▶▶▶

张先生目前处于痛风急性发作期，需要药物治疗。请你为张先生进行用药指导。

【任务目标】▶▶▶

能正确地为案例中的张先生进行用药指导。

【任务分析】▶▶▶

该任务可以分为两个部分。

【任务实施】▶▶▶

痛风急性关节炎期，主要服用以下三类药物：非甾体类消炎药、秋水仙碱、糖皮质激素。痛风老年人缓解期，主要进行降酸治疗，包括别嘌醇、非布司他、苯溴马隆等。无症状期：男性血尿酸值＞420μmol/L，女性＞360μmol/L，就需要降酸治疗。

> **步骤一**　认知用药注意事项

（一）急性期需要降酸治疗

最近研究发现，痛风老年人在急性期不仅需要抗炎治疗，还需要降酸治疗，这样可以有效地降低肾脏的损伤，提高老年人的用药依从性。

（二）无限期使用降尿酸药物

已经发作过痛风的老年人，血尿酸如果在360μmol/L以上，发生过痛风石的老年人血尿酸在300μmol/L以上，则应该无限期使用降尿酸药物，直到尿酸值达标。

（三）反对碱化尿液治疗

虽然痛风老年人口服碳酸氢钠可以碱化尿液，有利于尿酸的排出，但是作用非常有限，另外，碱化尿液还有很多不良反应，所以不建议痛风老年人碱化尿液。

（四）秋水仙碱用量有所调整

近年研究发现，小剂量秋水仙碱即每日0.5～1.5mg，可以保证疗效，也可以降低不良反应，值得推荐。

（五）拒绝口服维生素C

人们一直认为口服维生素C可以降低血尿酸值，但是事实证明，维生素C降低尿酸值非常有限，而且可能会引起其他不良反应，比如肾结石。因此，不推荐痛风老年人口服维生素 C。

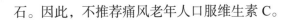 **步骤二** 观察痛风常用药物不良反应

（一）非甾体类抗炎药

此类药物包括双氯酚酸钠、布洛芬、吲哚美辛等。服用此药物可引起胃肠道黏膜损害，甚至引起消化道出血，所以建议在服用此类药物时，加服胃黏膜保护剂。

（二）糖皮质激素

如果痛风老年人不能服用非甾体消炎药、秋水仙碱等药物时，可以考虑使用糖皮质激素。虽然糖皮质激素治疗效果很好，但是不宜长期服用，因为糖皮质激素有很多不良反应，比如消化性溃疡、骨质疏松等。

（三）别嘌醇

该药物的不良反应有：胃肠道反应，如恶心、呕吐、食欲缺乏等；皮肤过敏反应，如皮疹、瘙痒等。

【任务评价】

目前张先生处在急性关节炎期，根据学习过的内容，自主练习为张先生进行用药指导，根据评价表完成自我评定。

该任务主要学习痛风老年人的用药管理，任务完成后，理论上主要考核学生对治疗痛风药物的认知程度。技能上重点考核是否能应用理论知识指导痛风老年人合理用药。考核评价表如下表所示。

53.痛风最爱找的 7 类人

任务考核评价表

班级：		姓名：		学号：	
序号	考核项目内容	考核标准	成绩	备注	
1	痛风老年人的用药管理	用药指导准确、全面	30%		
2	动手操作能力	完成任务导入中的案例指导	40%		
3	团队协作能力	互帮互学，共同完成任务，方法得当，交流及时，提问到位	10%		
4	职业素养	团队意识、服务意识强，文明沟通	10%		
5	日常考核	按时签到，精力集中	10%		

（刘文君）

项目七

骨质疏松症的健康管理

【案例】

　　王奶奶，70岁，身高160cm，绝经14年，体重64kg，退休在家。平时不喜运动，不嗜烟但经常饮酒。平时口味偏重，爱吃咸、甜和油腻食物。既往有高血压病史5年，规律服用降压药物，无其他疾病家族史。近来反复腰背疼痛，活动后加重，休息后好转，身高降低5cm。到医院做健康体检。诊断：骨质疏松症。请对其进行健康管理。

【项目导读】

　　项目重点介绍骨质疏松症的健康管理，能够对骨质疏松症人群进行初步的健康指导。

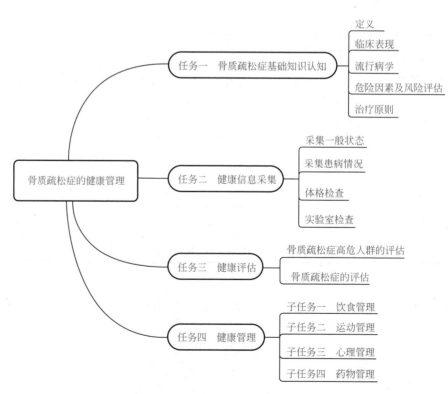

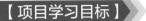

【项目学习目标】

能够正确地说出骨质疏松症的定义、临床表现、危险因素。

能够对骨质疏松症进行健康监测。

能够对骨质疏松症的风险和并发症的风险进行评估。

能够正确地对骨质疏松症人群进行健康管理。

【项目实施】

该项目共有四个任务，每个任务又细分成不同的子任务。学生通过该项目的学习，达到能够对骨质疏松症人群实施正确的健康管理的目的。

【任务导入】▶▶▶

要对案例中的王奶奶进行健康管理，首先需要完成骨质疏松症基础知识的学习，为后续的健康指导奠定基础。

【任务目标】▶▶▶

掌握骨质疏松症相关的理论知识。

【任务分析】▶▶▶

该任务分为五个步骤，包括认知骨质疏松症的定义，认知骨质疏松症的临床表现，认知骨质疏松症的流行病学，认知骨质疏松症的危险因素及风险评估，认知骨质疏松症的治疗原则。

【任务实施】▶▶▶

步骤一 认知骨质疏松症的定义

骨质疏松症（osteoporosis，OP）是一种以低骨量及骨组织微结构退变为特征，伴有骨脆性增加和骨折危险度增高的全身性骨代谢性疾病。该病常见于老年人，但各年龄段均可发生。骨质疏松症可分为原发性和继发性两类。

步骤二 认知骨质疏松症的临床表现

骨质疏松症临床表现为疼痛、身长缩短和驼背、脆性骨折及呼吸功能下降等。

（1）疼痛。是最常见的、最主要的症状。由于骨转换率高，骨吸收增加，骨小梁破坏、消失，骨膜下皮质骨的破坏等，在骨量减少期，即会引起全身性骨痛，以腰背痛最为多见。引起疼痛的另一重要原因即为骨折。因为疼痛，患者常常卧床休息并减少运动，加速骨量丢失。

（2）身长缩短和驼背。多在疼痛后出现，有时身长缩短 5 ～ 20cm。

（3）脆性骨折。是最常见的、最严重的并发症。髋部骨折危害最大，50% 可致残。

（4）呼吸功能下降。严重骨质疏松症所致胸、腰椎压缩性骨折，脊椎后弯，胸廓畸形，胸腔容量明显下降，进而影响多个脏器功能，尤其影响呼吸系统功能，可出现胸闷、气短、呼吸困难及发绀等症状。脆性骨折引起疼痛，可导致胸廓运动能力下降，可通过肺功能测定发现呼吸功能受限程度。

步骤三 认知骨质疏松症的流行病学

相关调查表明骨质疏松症已成为 21 世纪世界五大老年性疾病之一（动脉粥样硬化、原发性高血压、糖尿病和肿瘤），全球骨质疏松症患者人数已超过 2 亿，由骨质疏松症导致骨折的患者在 160 万以上。根据 2018 年 10 月 19 日国家卫生健康委员会首次发布中国骨质疏松流行病学调查结果，骨质疏松症已成为我国 50 岁以上人群的重要健康问题，其中中老年女性骨质疏松问题尤为严重。50 岁以上人群骨质疏松症患病率为 19.2%，其中男性为 6.0%，女性为 32.1%。我国低骨量人群庞大，是骨质疏松症的高危人群。

步骤四 认知骨质疏松症的危险因素及风险评估

一、骨质疏松症的危险因素

凡是可以导致骨的净吸收增加，促使骨微结构紊乱的因素，都可导致骨质疏松症的发生。主要危险因素如下。

1. 年龄和性别

人体骨骼中的矿物含量在 30 岁左右达到最高的峰值骨量，骨量积累水平越高，中老年后发生骨质疏松症的时间就越晚，症状与程度也越轻。

中国骨质疏松流行病学调查结果显示，我国 40 ～ 49 岁人群骨质疏松症患病率为 3.2%，其中男性为 2.2%，女性为 4.3%；50 岁以上人群骨质疏松症患病率为 19.2%，其中男性为 6.0%，女性为 32.1%；65 岁以上人群骨质疏松症患病率达到 32.0%，其中男性为 10.7%，女性为 51.6%。

2. 体重

绝经后，体内的骨密度与其体重大小成正相关，骨密度的增高意味着患上骨质疏松症的可能性会降低，因此女性绝经后骨质疏松症的危险因素是低重量。

3. 种族

北欧妇女和身材瘦小的亚洲人相对易患。

4. 遗传因素

遗传因素会直接影响人体骨量的高低以及骨质丢失速度，有骨质疏松症家族史者易患。

5. 营养因素

（1）矿物质：①钙。当体内的钙丢失量多于摄入量时，骨骼就会脱钙，从而导致骨质疏松症。②磷。磷促进骨基质的合成和矿物质的沉积，但高磷膳食影响钙的吸收，值得注意的是我国居民膳食多属于低钙高磷膳食。③钠。钠的摄入量增加会使尿中钙的排出量增加，导致骨密度降低。④氟。氟对骨质的生长和钙化起重要的作用。氟摄入量减少，会导致骨质疏松症；摄入过多的氟则会导致钙伴随氟大量沉积于骨骼，造成血钙下降，导致骨钙丢失。⑤锌。缺锌会导致骨骼发育异常，如长骨变短、增厚，不利于胶原形成，使骨钙化过程减弱，生长迟缓。

（2）蛋白质：蛋白质摄入不足会阻碍骨形成。摄入过多，导致高钙尿，持续的高钙尿进而引发负钙平衡，而无法通过增加钙的摄入得以纠正。

（3）维生素：①维生素 D。虽然维生素 D 的补充对预防骨质疏松性骨折的作用目前尚有争论，但充足的维生素 D 的摄入，对达到较高的骨密度峰值和延缓绝经或老年时期的骨量丢失具有明确的作用。维生素 D 缺乏对不同年龄的人有不同的影响，成人表现为骨质疏松症，尤其是妊娠和哺乳期妇女以及老年人易发生。②维生素 K。参与并影响骨形成及代谢过程。③维生素 C。参与胶原的合成。

6. 激素

（1）甲状腺激素：甲状腺功能亢进期，细胞因子白细胞介素 6 过量产生，同时破骨细胞活性增强，骨吸收增加，易诱发骨质疏松症。此外，甲状腺功能亢进患者血液中钙浓度远低于正常人，诱发骨量减少，进一步导致骨质疏松症。

（2）糖皮质激素：大量应用糖皮质激素，骨矿物质密度逐渐降低，从而导致骨质疏松症的发生。

7. 运动

运动具有促进骨骼结构改善和促进骨骼生长的作用。户外运动的减少是老年人易患骨质疏松症的重要原因之一。

8. 吸烟、酗酒

长期大量吸烟可加速骨量丢失。酗酒者和长期中等量饮酒者骨密度降低和骨折的危险性增加，且酗酒者更易跌倒，增加了骨折的发生率。

9. 相关的慢性疾病

糖尿病、肾功能不全等也是骨质疏松症的危险因素。

10. 其他

过度饮用咖啡、浓茶，长期应用糖皮质激素、巴比妥、苯妥英钠、肝素等药物均可影响钙质吸收。

二、骨质疏松症的风险评估

临床上评估骨质疏松风险方法较多，仅介绍三种敏感性高又操作方便的简易评估方法作为初筛工具。

1. 2012 年国际骨质疏松症基金会（IOF）骨质疏松症风险一分钟试题

（1）父母曾被诊断有骨质疏松或曾在轻摔后骨折？

（2）父母中一人有驼背？

（3）实际年龄超过 40 岁？

（4）是否成年后因为轻摔后发生骨折？

（5）是否经常摔倒（去年超过一次），或因为身体较虚弱而担心摔倒？

（6）40 岁后的身高是否减少超过 3cm 以上？

（7）是否体质量过轻？（BMI 值少于 $19kg/m^2$）

（8）是否曾服用类固醇激素连续超过 3 个月？

（9）是否患有类风湿关节炎？

（10）是否被诊断出有甲状腺功能亢进或是甲状旁腺功能亢进、1 型糖尿病、克罗恩病或乳糜泻等胃肠疾病或营养不良？

（11）女士回答：是否在 45 岁或以前就停经？

（12）女士回答：除了妊娠、绝经或子宫切除外，是否曾停经超过 12 个月？

（13）女士回答：是否在 50 岁前切除卵巢又没有服用雌 / 孕激素补充剂？

（14）男性回答：是否出现过阳痿、性欲减退或其他雄激素过低的相关症状？

（15）是否经常大量饮酒（每日饮用超过两单位的乙醇，相当于啤酒 1 斤、葡萄酒 3 两或烈性酒 1 两）？

（16）目前习惯吸烟，或曾经吸烟？

（17）每日运动量少于 30min？（包括做家务、走路和跑步等）

（18）是否不能食用乳制品，又没有服用钙片？

（19）每日从事户外活动时间是否少于 10min 又没有服用维生素 D？

上述问题，只要其中有一题回答结果为"是"，即为阳性，提示存在骨质疏松症的风险，并建议进行骨密度检查。

2. 国际骨质疏松基金会（IOF）提出的骨折风险评价工具（FRAX）

其综合考虑了骨密度、年龄、身高、体重和骨质疏松危险因子等参数。

3. 亚洲人骨质疏松自我筛查工具（OSTA）

OSTA 指数 =（体重 - 年龄）×0.2

风险级别分为低危、中危和高危，对应的 OSTA 指数依次为 > -1、-4 ～ -1、< -4。

步骤五 认知骨质疏松症的治疗原则

骨质疏松症的治疗应遵循综合治疗、早期治疗的原则。综合治疗，包括饮食、运动、心理和药物治疗。早期治疗可减轻症状，延缓病变进程，改善预后，降低骨折发生率。

【任务评价】 >>>

任务考核评价表

班级：		姓名：	学号：
序号	考核项目内容	答案	
1	骨质疏松症定义		

班级:		姓名:	学号:
序号	考核项目内容	答案	
2	骨质疏松症的临床表现		
3	骨质疏松症的流行病学		
4	骨质疏松症的危险因素		

任务二
健康信息采集

【任务导入】▶▶▶

请对案例中的王奶奶进行健康信息采集。

【任务目标】▶▶▶

能正确地为案例中的王奶奶采集相关信息。

【任务分析】▶▶▶

健康信息采集主要包括王奶奶的健康状况、既往史、家族史、生活习惯、体格检查、辅助检查、心理社会因素等。

【任务实施】▶▶▶

步骤一 采集王奶奶的一般状态

一般状况包括年龄、性别、文化程度、经济收入、婚姻状况等。

> ❀ 做一做
>
> 通过信息采集，收集到案例中的王奶奶70岁，大专文化，经济收入可，丧偶，目前独居。

步骤二 采集王奶奶的患病情况

主要包括病史发病年龄、起病特点、饮食与运动习惯、营养状况、体重变化，是否接受过骨质疏松症教育；以往治疗方案和治疗效果，目前治疗情况，发生频率严重程度和原因。

54. 健康信息采集

> ✎ 试一试
>
> 通过采集发现王奶奶既往高血压病史5年，规律服用降压药，该药不是影响骨代谢的利尿药。退休在家，绝经14年，不嗜烟但经常饮酒，喜食咸、甜和油腻食品，平时不喜运动，未曾接收到专业的骨质疏松症健康教育，未曾服用药物治疗骨质疏松症。

55.骨代谢
生物化学
的测定

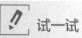 **步骤三** 体格检查

体格检查包括身高、体重、BMI、腰围、臀围、血压、体型。

 试一试

通过检查并计算得出王奶奶的 BMI=25kg/m²，属于超重。OSTA 指数 =（体重 − 年龄）×0.2=−1.2，为骨质疏松症中危级别。身长缩短，驼背。

 步骤四 实验室检查

主要检查空腹尿钙、尿羟脯氨酸及羟赖氨酸糖苷，血浆抗酒石酸酸性磷酸酶（TRAP），骨Ⅰ型胶原（BIC）降解产物，血清碱性磷酸酶（ALP），骨钙素（BGP），血清Ⅰ型前胶原羧基端前肽（PICP）。

做一做

通过检查发现王奶奶 TRAP、尿羟脯氨酸、BGP 升高，PICP 降低。

【任务评价】 ▶▶▶

任务考核评价表

班级：		姓名：		学号：	
序号	考核项目内容	考核标准	成绩	备注
1	能正确地回答骨质疏松症的健康监测内容包括哪些	回答问题能抓住要点、重点，答题准确，描述清晰，表达流利	30%	
2	动手操作能力	完成任务中的动手任务	40%	
3	团队协作能力	互帮互学，共同完成任务，方法得当，交流及时，提问到位	10%	
4	职业素养	团队意识、服务意识强，文明沟通	10%	
5	日常考核	按时签到，精力集中	10%	

任务三 健康评估

【任务导入】▶▶▶

通过信息采集，评估患者是否存在急危重症，是否合并并发症或者其他系统严重疾病，需要收集王奶奶相关信息，明确王奶奶发病的高危因素主要包括饮食喜食咸、甜和油腻食品，平时运动量少、肥胖。通过分析体格检查及实验室检查结果，发现王奶奶血压高、BMI 高，中危级别骨质疏松症。

【任务目标】▶▶▶

能正确地为案例中的王奶奶进行健康评估。

【任务分析】▶▶▶

该任务可以分为两个步骤进行。骨质疏松症高危人群的评估、骨质疏松症的评估。

【任务实施】▶▶▶

步骤一　骨质疏松症高危人群的评估

符合以下条件之一者视为高危人群，建议进行骨密度测定：
（1）女性 65 岁以上和男性 70 岁以上，无论有无其他骨质疏松症的危险因素。
（2）女性 65 岁以下和男性 70 岁以下，有一个或多个骨质疏松症的危险因素。
（3）有脆性骨折史和 / 或脆性骨折家族史的男、女成年人。
（4）各种原因引起的性激素水平低下的男、女成年人。
（5）X 线片提示已有骨质疏松改变者。
（6）接受骨质疏松症治疗，进行疗效监测者。
（7）有影响骨代谢的疾病或使用影响骨代谢的药物史。
（8）国际骨质疏松症基金会骨质疏松症风险一分钟测试题回答结果阳性者。
（9）亚洲人骨质疏松自我筛查工具（OSTA）指数结果 ≤ -1。
王奶奶满足条件（1）、（9），建议王奶奶进行骨密度测定。

步骤二　骨质疏松症的评估

发生脆性骨折和 / 或骨密度低下是诊断骨质疏松症的通用标准。

骨质疏松性骨折的发生与骨强度的下降有关，而骨强度是由骨密度及骨量所决定的。因目前尚缺乏较为理想的骨强度直接测量或评估方法，而骨密度约反映70%的骨强度，故临床上采用骨密度（BMD）测量作为诊断骨质疏松症、预测骨质疏松性骨折风险、监测自然病程及评价药物管理疗效的最佳定量标准。骨密度是指单位体积（体积密度）或单位面积（面积密度）的骨量。骨密度及骨测量的方法较多，双能X射线吸收测定法（DXA）测量值是目前国际学术界公认的骨质疏松症诊断的金标准。

【任务评价】▶▶▶

任务考核评价表

班级：		姓名：		学号：	
序号	考核项目内容	考核标准		成绩	备注
1	能正确地回答骨质疏松症的健康评估内容包括哪些	回答问题能抓住要点、重点，答题准确，描述清晰，表达流利		30%	
2	动手操作能力	完成任务中的动手任务		40%	
3	团队协作能力	互帮互学，共同完成任务，方法得当，交流及时，提问到位		10%	
4	职业素养	团队意识、服务意识强，文明沟通		10%	
5	日常考核	按时签到，精力集中		10%	

任务四 健康管理

骨质疏松症患者的健康管理主要包括四个子任务，分别是饮食管理、运动管理、心理管理、用药管理。

子任务一 饮食管理

【任务导入】▶▶▶

案例中的王奶奶经过健康评估之后意识到自身骨质疏松症的严重性，不知道哪些食物能吃，哪些食物不能吃，迫切想要了解如何科学进餐。请你为王奶奶制订一份科学健康的食谱。

【任务目标】▶▶▶

能正确地为案例中的王奶奶制订一份食谱。

【任务分析】▶▶▶

该任务可以分成四个步骤进行，多摄入富含钙的食物，补充维生素D，适当摄入高蛋白质食物，戒烟限酒和清淡饮食。

【任务实施】▶▶▶

饮食管理是骨质疏松症的一项基础治疗措施，必须长期严格执行，是综合管理的重要组成部分。推荐骨质疏松症患者接受由营养师制订的个体化的医学营养治疗，合理、均衡地分配各种营养物质。

步骤一 多摄入富含钙的食物

我国居民的膳食属于低钙高磷膳食。骨质疏松症患者应适当多摄入钙含量高的食物。表 2-7-1 为 2018 年国家卫生健康委员会发布的《中国居民膳食营养素参考摄入量》中钙元素参考摄入量。

表 2-7-1 中国居民膳食钙元素参考摄入量　　　单位：mg/d

年龄（岁）/ 生理状况	钙		
	EAR	RNI	UL
0 ～	—	200[a]	1000

年龄（岁）/ 生理状况	钙		
	EAR	RNI	UL
0.5 ～	—	250ᵃ	1500
1 ～	500	600	1500
4 ～	650	800	2000
7 ～	800	1000	2000
11 ～	1000	1200	2000
14 ～	800	1000	2000
18 ～	650	800	2000
50 ～	800	1000	2000
65 ～	800	1000	2000
80 ～	800	1000	2000
孕妇（1 ～ 12 周）	650	800	2000
孕妇（13 ～ 27 周）	810	1000	2000
孕妇（≥ 28 周）	810	1000	2000
乳母	810	1000	2000

注："-"表示未制定。

"a"表示 AI 值。

成年人钙每日推荐摄入量（RNI）为 800mg/d，而中国居民营养与健康状况监测的数据显示，我国城市居民平均每日钙摄入量约为 400mg，约为每日推荐摄入量的 50%。针对老年人，建议每日摄入为 1000mg 钙。表 2-7-2 为富含钙的食物。

表 2-7-2　富含钙的食物一览表

种类	食物
乳类与乳制品	牛、羊奶及其奶粉、乳酪、酸奶、炼乳
豆类与豆制品	黄豆、毛豆、扁豆、蚕豆、豆腐、豆腐干、豆腐皮、豆腐乳等
海产品	鲫鱼、鲤鱼、鲢鱼、泥鳅、虾、虾米、虾皮、螃蟹、海带、紫菜、蛤蜊、海参、田螺等
肉类与禽蛋	羊肉、猪脑、鸡肉、鸡蛋、鸭蛋、鹌鹑蛋、松花蛋、猪肉松等
蔬菜类	芹菜、油菜、胡萝卜、萝卜缨、香菜、雪里蕻、黑木耳、蘑菇等
水果与干果类	柠檬、枇杷、苹果、黑枣、杏脯、橘饼、桃脯、杏仁、山楂、葡萄干、胡桃、西瓜子、南瓜子、桑椹干、花生、莲子等

磷元素是构成骨骼的重要成分，一般成人膳食钙磷比值在 1 ~ 1.5 为宜。在天然食物中，牛奶的含钙量高，易吸收，而且钙磷比（1.3）较为适宜，被认为是最好的钙源。建议每日至少饮用 500mL 鲜牛奶，如果乳糖不耐受，则可以选择酸奶来替代。老年人和绝经后妇女从膳食中吸收钙的能力较差，因此还应在医师指导下补充钙剂。

豆类与豆制品含钙量较多，是物美价廉的补钙食品。

步骤二 补充维生素 D

补钙的同时要注意补充维生素 D。维生素 D 能够辅助钙的吸收，促进骨骼矿化，增强骨密度；下调甲状旁腺激素水平，减少骨质流失；直接刺激肌肉组织，降低跌倒风险。表 2-7-3 为 2018 年国家卫生健康委员会发布的《中国居民膳食营养素参考摄入量》中维生素 D 参考摄入量。

表 2-7-3 中国居民膳食维生素 D 参考摄入量 　　　单位：μg/d

年龄（岁）/ 生理状况	钙		
	EAR	RNI	UL
0 ~	—	10[a]	20
0.5 ~	—	10[a]	20
1 ~	8	10	20
4 ~	8	10	30
7 ~	8	10	45
11 ~	8	10	50
14 ~	8	10	50
18 ~	8	10	50
50 ~	8	10	50
65 ~	8	15	50
80 ~	8	15	50
孕妇（1 ~ 12 周）	8	10	50
孕妇（13 ~ 27 周）	8	10	50
孕妇（≥ 28 周）	8	10	50
乳母	8	10	50

注："–"表示未制定。

"a"表示 AI 值。

维生素 D 的来源主要有以下两种途径。

（1）食物摄入。如高脂肪的海鱼（三文鱼、鲑鱼、鳕鱼）、蘑菇等，但含维生素 D 丰富的食物并不多，所以一般食物摄取较少。

（2）皮肤合成（晒太阳）。晒太阳能将皮肤里的 7- 脱氢胆固醇转化为维生素 D。应尽量裸露皮肤，不要隔着玻璃晒，不要暴晒以防晒伤。故户外活动较少的人群尤其需要注意补充维生素 D。

步骤三　适当摄入高蛋白质食物

蛋白质含量高的食物，包括豆类及豆制品、蛋类、畜禽鱼肉、坚果等。但高蛋白的摄入是骨质疏松症的危险因素，故不宜过量进食。对于患有慢性病、重病及营养不良的老年人来说，应增加每日蛋白质的摄入量。

步骤四　戒烟限酒，清淡饮食

尽量做到不吸烟、不饮酒；减少碳酸饮料、浓茶、咖啡等的摄入；避免高糖、高盐、高油的饮食。

2018 年国家卫生健康委员会发布的《中国居民膳食营养素参考摄入量》见二维码内容。

| 56. 第 1 部分：宏量营养素 | 57. 第 2 部分：常量元素 | 58. 第 3 部分：微量元素 | 59. 第 4 部分：脂溶性维生素 | 60. 第 5 部分：水溶性维生素 |

🌿 做一做

请为王奶奶制订膳食计划

（1）每天饮用 500mL 鲜牛奶。

（2）进行适量的户外活动，多晒太阳。多吃富含维生素 D 的高脂肪的海鱼（三文鱼、鲑鱼、鳕鱼）、蘑菇等。

（3）适当摄入高蛋白质食物，如豆类及豆制品、蛋类、畜禽鱼肉、坚果等。

（4）尽量做到不饮酒；戒甜食、高油饮食；低盐饮食。

【任务评价】▶▶▶

根据学习过的内容，自主练习为案例中的骨质疏松症患者选择一份个性化的食物，根据评价表完成自我评定。

该任务主要学习骨质疏松症患者的营养需要，任务完成后，理论上主要考核学生对骨质疏松症食谱的认知程度。技能上重点考核是否能应用理论知识为骨质疏松症病人制定合理膳食。考核评价表如下表所示。

任务考核评价表

班级：		姓名：	学号：	
序号	考核项目内容	考核标准	成绩	备注
1	骨质疏松症患者的膳食指导	回答问题能抓住要点、重点，答题准确，描述清晰，表达流利	30%	
2	动手操作能力	完成任务导入中的案例指导	40%	
3	团队协作能力	互帮互学，共同完成任务，方法得当，交流及时，提问到位	10%	
4	职业素养	团队意识、服务意识强，文明沟通	10%	
5	日常考核	按时签到，精力集中	10%	

子任务二　运动管理

【任务导入】▶▶▶

案例中的王奶奶听医师说骨质疏松症患者需要适当户外运动，开始每日晨跑 1h，有一次不小心跌倒，幸亏无大碍，而且腰背疼痛加剧，王奶奶很困惑，到底应该如何科学运动呢？请你为王奶奶制订运动处方。

【任务目标】▶▶▶

能正确地为案例中的王奶奶制订一份运动处方。

【任务分析】▶▶▶

该任务可以分成四个步骤进行，包括运动形式的选择，运动强度的选择，运动时间和频次的确定，运动过程。

【任务实施】▶▶▶

运动产生机械应力，可刺激骨骼，增加骨皮质血流量，促进骨形成，提高骨强度；运动可以调节机体内分泌，促进骨骼生长发育。年轻时期的体育锻炼可提高骨质的峰值。可根据患者的兴趣和条件选择不同的运动方式。但是运动时间、强度、频率等都是需要科学进行的。

步骤一　运动形式的选择

骨质疏松症患者进行的运动应当是一项长期行为。运动方案中应包括肌肉力量、身体柔韧性以及平衡能力的锻炼。40 岁以下的人可选择全身运动为主。40 岁以上的人，可选择适合其生理特点和运动能力的有氧运动项目，如慢跑或快走、中老年健美操、太极拳和广播操等。美国运动医学会所推荐的骨质疏松症预防运动方案是力量训练、健身跑和徒步走。

老年人在运动前应考虑到自身情况，选择适合自己的运动。推荐抗阻运动、舞蹈、快速行走、八段锦、慢跑、太极拳等。应根据个人情况选择合适的运动方式，避免在运动中跌倒、拉伤等。

步骤二　运动强度的选择

61. 跌倒的应急处理

从运动的安全性和有效性角度考虑，运动强度一般选择中等强度为宜。运动时应达到最大摄氧量的 60% ～ 70% 或最大心率的 70% ～ 85%。目前，以心率确定运动强度是最简单而科学的方法。运动的最佳心率范围 =（220 - 年龄）×（70% ～ 85%）。

步骤三 **运动时间和频次的确定**

可自 10min 开始，逐步延长至 30 ~ 40min，其中可穿插必要的间歇时间。一般每次运动的持续时间 30 ~ 60min 为宜，每周 3 ~ 5 次。具体情况需要根据个体差异而定，总体以次日不感觉疲劳为宜。

62. 心率与运动强度的关系

步骤四 **运动过程**

（一）运动前的准备

与医师共同讨论目前的病情是否适合运动及应注意的问题。

（二）运动治疗方案包括三部分

运动前准备——热身活动，5 ~ 10min，如步行、太极拳、保健操等。逐步增加运动强度，以使心血管适应并提高关节、肌肉的活动效应。

运动锻炼：为低、中等强度的有氧运动，如步行、慢跑、游泳、跳绳等。

运动后放松活动：5 ~ 10min，如慢走、自我按摩等，可促进血液回流，防止突然停止运动造成的肢体淤血，回心血量下降，引起昏厥或心律失常。

【任务评价】▶▶▶

根据学习过的内容，自主练习为案例中的骨质疏松症患者制订一份个性化的运动处方，根据评价表完成自我评定。

该任务主要学习骨质疏松症患者的运动需要，任务完成后，理论上主要考核学生对骨质疏松症运动的认知程度。技能上重点考核是否能应用理论知识为骨质疏松症患者制订合理的运动处方。考核评价表如下表所示。

任务考核评价表

班级：			姓名：	学号：	
序号	考核项目内容	考核标准		成绩	备注
1	骨质疏松症患者的运动指导	回答问题能抓住要点、重点，答题准确，描述清晰，表达流利		30%	
2	动手操作能力	完成任务导入中的案例指导		40%	
3	团队协作能力	互帮互学，共同完成任务，方法得当，交流及时，提问到位		10%	
4	职业素养	团队意识、服务意识强，文明沟通		10%	
5	日常考核	按时签到，精力集中		10%	

子任务三　心理管理

【任务导入】▶▶▶

案例中的王奶奶觉得自己骨质疏松了，心情沮丧。你如何对王奶奶进行心理管理？

【任务目标】▶▶▶

能正确地为案例中的王奶奶进行心理管理。

【任务分析】▶▶▶

该任务可以分为四个步骤进行，包括精神支持，舒缓情绪，社会家庭支持，动态监测心理状态。

【任务实施】▶▶▶

由中国康复医学会发起制定的《骨质疏松康复指南》中，推荐意见明确指出，推荐对骨质疏松症患者进行针对性的心理干预，帮助患者缓解焦虑，以良好的心理状态面对疾病，提高生活质量。

步骤一　精神支持

通过加强与患者的沟通，本着尊重、理解患者的原则，积极与患者交谈，了解患者的身心状况，建立医患之间的信任，让患者正视病情，帮助患者建立信心，使其保持良好心态，积极主动配合治疗，从而提高骨质疏松患者的生活质量。

步骤二　舒缓情绪

鼓励患者主动倾诉内心感受，对于不同的患者，有针对性地分析其心理状态，鼓励他们参加社交活动、适当娱乐、听音乐、冥想，通过暗示、情景想象等心理疗法，帮助患者科学的舒缓紧张、焦虑的情绪。既有利于消除患者的心理压力，减轻症状，提高疗效，促进康复，又有利于改善患者的生命质量。

步骤三　社会家庭支持

要做好患者家人、邻居、朋友、同事的工作，进行相关健康教育，帮助他们理解和照顾患者，给予患者更温暖的关怀和支持，减轻甚至消除焦虑、抑郁、恐惧心理。此外，可以让患者之间相互鼓励，分享克服困难的方法和勇气，有助于帮助患者更积极主动地进行治疗。

步骤四 动态监测心理状态

通过对患者心理状态的时刻关注，及时发现患者产生焦虑心理的因素，采取及时、有效的措施。

 做一做

请为王奶奶进行心理管理。

精神支持，舒缓情绪，社会家庭支持，动态监测心理状态。

【任务评价】▶▶▶

根据学习过的内容，自主练习为案例中的骨质疏松症患者进行心理管理，根据评价表完成自我评定。

该任务主要学习骨质疏松症患者的心理需求，任务完成后，理论上主要考核学生对骨质疏松症患者心理需求的认知程度。技能上重点考核是否能应用理论知识为骨质疏松症患者进行心理管理。考核评价表如下表所示。

任务考核评价表

班级：		姓名：	学号：	
序号	考核项目内容	考核标准	成绩	备注
1	骨质疏松症患者的心理管理	回答问题能抓住要点、重点，答题准确，描述清晰，表达流利	30%	
2	动手操作能力	完成任务导入中的案例指导	40%	
3	团队协作能力	互帮互学，共同完成任务，方法得当，交流及时，提问到位	10%	
4	职业素养	团队意识、服务意识强，文明沟通	10%	
5	日常考核	按时签到，精力集中	10%	

子任务四　药物管理

【任务导入】▶▶▶

案例中的王奶奶最终诊断为骨质疏松症，应如何进行药物治疗呢?

【任务目标】▶▶▶

能正确地为案例中的王奶奶制定一份药物治疗方案。

【任务分析】▶▶▶

该任务可以分为三个步骤进行，包括考虑药物治疗的人群，常用药物，确定给药方案。

【任务实施】▶▶▶

步骤一　考虑药物治疗的人群

美国骨质疏松基金会推荐，对年龄≥50岁的绝经后妇女或男性，具有以下1项即需药物治疗。

（1）髋部或脊柱骨折（包括临床或形态学骨折）。

（2）骨质疏松，即使用双能X线吸收仪（dual X-ray absorptiometry，DXA）检测股骨颈或腰椎1～4部位的T值≤-2.5。

（3）低骨量，即DXA检测股骨颈的T值为-1～-2.5。

（4）骨折风险评估（fracture risk assessment，FRAX）的10年髋部骨折风险≥3%或主要骨折风险≥20%。

中华医学会骨质疏松和骨矿盐疾病分会发布的新版《原发性骨质疏松症诊治指南》与上述意见基本相同。

王奶奶经DXA检测，需药物治疗。

步骤二　常用药物

步骤三　确定给药方案

63.骨质疏松症的治疗药物

（1）原发性骨质疏松症：常发生于女性绝经期之后和男性生命后期。继发性骨质疏松症有特定的原因，尤其应注意原发性甲状腺功能亢进、甲状旁腺功能亢进、多发性骨髓瘤、肾小管酸中毒等疾病的治疗。对高尿钙继发性甲状腺亢进，可应用氢氯噻嗪一日12.5～25mg治疗，明显减轻尿钙的丢失。

（2）老年性骨质疏松症：可选择钙制剂、维生素D和一种骨吸收抑制药（双膦酸盐尤其是阿仑膦酸钠）的"三联药物"治疗方案，该方案为目前较为公认的治疗方案。联合应用的疗效协同或加强，能够降低甚至逆转骨丢失，增加骨密度，降低骨折的危险性。

（3）妇女绝经后骨质疏松症：在基础治疗即钙制剂＋维生素D的基础上，联合雌激素或选择性雌激素受体调节药治疗，又称激素替代治疗（HRT）。

 案例

　　30岁的黄女士，4年前因子宫肌瘤做了子宫和卵巢切除手术，术后恢复一直挺好。可是，从几个月前开始，她多次感觉腰背疼痛。黄女士来到医院就诊，经仔细检查和专家会诊，最后确定王女士患的是绝经后骨质疏松症，腰椎压缩性骨折。对此，黄女士疑惑不解：我年纪轻轻，又没有磕磕碰碰，怎么会得这种病？

64. 骨质疏松症的健康教育

 做一做

　　请为王奶奶制订给药方案。

　　在基础治疗即钙制剂＋维生素D的基础上，联合雌激素或选择性雌激素受体调节药治疗。

【任务评价】▶▶▶

　　根据学习过的内容，自主练习为案例中的骨质疏松症患者制订一份个性化的给药方案，根据评价表完成自我评定。

　　该任务主要学习骨质疏松症患者的药物治疗需要，任务完成后，理论上主要考核学生对骨质疏松症治疗药物的认知程度。技能上重点考核是否能应用理论知识为骨质疏松症患者制订合理的给药方案。考核评价表如下表所示。

任务考核评价表

班级：		姓名：	学号：	
序号	考核项目内容	考核标准	成绩	备注
1	骨质疏松症患者的药物治疗	回答问题能抓住要点、重点，答题准确，描述清晰，表达流利	30%	
2	动手操作能力	完成任务导入中的案例指导	40%	
3	团队协作能力	互帮互学，共同完成任务，方法得当，交流及时，提问到位	10%	
4	职业素养	团队意识、服务意识强，文明沟通	10%	
5	日常考核	按时签到，精力集中	10%	

（周　楠）

老年人常见心理问题及健康管理

【导读】

本部分重点介绍老年人常见的心理问题及其健康管理，通过学习学生能够对老年人常见心理问题进行健康指导。

【学习目标】

能够正确地说出老年人焦虑症、抑郁症、离退休综合征的定义、表现。

能够对老年人焦虑症、抑郁症、离退休综合征等常见心理问题进行评估。

能够对老年人常见的心理问题进行健康干预。

【实施方案】

本部分共有三个任务，学生通过该部分的学习，达到能够对老年人群的常见心理问题及时识别并实施正确的干预措施。

任务一
老年人抑郁症的健康管理

【任务导入】▶▶▶

王奶奶，今年 62 岁，退休后无事可做，尤其半年前老伴意外去世，之后王奶奶经常出现失眠，有时一晚上也睡不着，不爱吃饭，情绪低落，经常出现心慌、烦躁、生气、觉得活着没有什么意思，想跳楼又怕影响孩子的名声，之前企图上吊自杀，被孩子及时发现救了下来。面对这种情况，应该如何进行心理健康管理？

【任务目标】▶▶▶

对抑郁症的老人进行个性化健康管理。

【任务分析】▶▶▶

老年抑郁症是老年期最常见的心理问题，以持久的抑郁心境为特征，表现为情绪低落、焦虑、迟滞和众多的身体不适等，与年龄增加引起的中枢神经系统生物学变化、心理、社会及遗传等因素有关。

轻度抑郁临床上最为常见，如果没有及时发现并诊治，容易引起老年人发生其他身心疾病，比如心脑血管病，影响老年人健康。要完成对这部分老年人的心理健康管理，首先要进行抑郁症基础知识的认知，为后续的健康管理奠定基础。

【任务实施】▶▶▶

步骤一 收集健康信息并建立健康档案

收集老年人的基本资料，包括个人基本资料，性别、年龄、个人经历、目前心理情况、主要表现、既往病史、实验室检查结果等。其中抑郁症形成的因素是比较复杂的，它与每个人的病理生理情况、社会心理状况和自己的性格特点有着密切的关系。主要表现包括以下几个方面。

（1）情感障碍。经常表现为情绪低落，整日郁郁寡欢，对什么事情都不感兴趣，感到非常孤独与绝望。

（2）思维障碍。与别人交谈时反应迟钝，语言较少、严重的甚至无法与别人交谈，经常觉得自己无用，没有价值，甚至出现幻觉。

（3）躯体症状。经常感觉食欲不振、身体乏力、头痛头晕、胸闷心悸，当老年人躯体症状明显时，抑郁情绪容易被忽略。

（4）睡眠障碍。表现为醒的比较早，比平时早醒 2 ～ 3h，而且醒来之后无法再入睡，还有的表现为无法入睡或入睡困难。

（5）意志和行为障碍。平时活动较少，遇到事情不能立马做决定，依赖他人，不愿意与周围人交往，有自杀的倾向。

（6）抑郁性假性痴呆。表现为最近发生的事情记不起来，注意力难以集中，学习新事物的能力下降，计算力也下降，给人一种痴呆的印象。

> ✽ **做一做：请收集案例中的王奶奶退休后的表现**
>
> 案例中的王奶奶情绪低落，经常出现心慌、烦躁、生气，说明存在情感障碍；王奶奶经常出现失眠，有时一晚上也睡不着，说明存在睡眠障碍；王奶奶不爱吃饭，说明存在躯体症状；王奶奶觉得活着没有什么意思，想跳楼又怕影响孩子的名声，之前企图上吊自杀，被孩子及时发现救了下来，说明存在意志和行为障碍，这是典型的抑郁症表现。

步骤二　健康信息监测

通过基本信息的收集，寻找老年人抑郁症发生的危险因素。抑郁症的危险因素主要和以下几个方面有关。

1. 病理生理方面

老年人年纪大了，由于各种原因容易发生多种疾病，比如糖尿病、高血压、冠心病等，这些疾病容易使老年人的心理发生变化，从而产生抑郁症。

2. 角色转变

老年人退休后由于角色的转变，生活节奏放慢、收入减少，还不能完全适应退休后的生活，容易引起情绪低落。

3. 交际障碍

老年人退休后，交往的圈子变窄，经常找不到说话的人，情感得不到宣泄，经常郁郁寡欢。

4. 亲友离世

亲友或者配偶的离世会给老年人带来极大的打击和精神创伤，也是导致老年人发生抑郁症的原因之一。

5. 遗传因素

有研究表明，抑郁症的家族发生率要高于一般人群，子女的发病率也高，说明抑郁症与遗传有一定的关系。

6. 人格因素

老年抑郁症的发生与人格也有关系。一般来说，性格内向而平时好强的人容易得抑郁症。

试一试：寻找导致案例王奶奶抑郁症的危险因素有哪些

王奶奶退休后交际圈子变窄，配偶的意外去世都给她带来了极大的打击，这些都是导致王奶奶发生抑郁症的危险因素。

步骤三 **对老年人的心理健康进行评估**

老年人抑郁症表现并不明显，容易与躯体疾病混淆。通过评估量表可以对老年人抑郁症进行筛查和治疗。有助于早期发现，早期治疗，提高老年人的生活质量。最常用的评估量表为老年抑郁评估量表（GDS-30）（表3-1），之后为了方便使用，又陆续出了15个条目的老年抑郁评估量表（GDS-15）（表3-2）和5个条目的老年抑郁评估量表（GDS-5）（表3-3）。

表3-1 老年抑郁评估量表（GDS-30）

姓名（   ）性别（   ）出生日期（   ）职业（   ）文化程度（   ）

选择最切合您最近一周来的感受的答案	是	否
1.您对生活基本上满意吗？	0	1
2.您是否已经放弃了许多活动和兴趣？	1	0
3.您是否觉得生活空虚？	1	0
4.您是否常感到厌倦？	1	0
5.您觉得未来有希望吗？	0	1
6.您是否因为脑子里有一些想法摆脱不掉而烦恼？	1	0
7.您是否大部分时间精力充沛？	0	1
8.您是否害怕会有不幸的事落到你头上？	1	0
9.您是否大部分时间感到幸福？	0	1
10.您是否常感到孤立无援？	1	0
11.您是否经常坐立不安，心烦意乱？	1	0
12.您是否希望待在家里而不愿意去做些新鲜事？	1	0
13.您是否常常担心将来？	1	0
14.您是否觉得记忆力比以前差？	1	0
15.您觉得现在生活很惬意？	0	1
16.您是否常感到心情沉重、郁闷？	1	0

续表

选择最切合您最近一周来的感受的答案	是	否
17. 您是否觉得像现在这样生活毫无意义？	1	0
18. 您是否常为过去的事忧愁？	1	0
19. 您觉得生活很令人兴奋吗？	0	1
20. 您开始一件新的工作困难吗？	1	0
21. 您觉得生活充满活力吗？	0	1
22. 您是否觉得您的处境毫无希望？	1	0
23. 您是否觉得大多数人比您强得多？	1	0
24. 您是否常为些小事伤心？	1	0
25. 您是否常觉得想哭？	1	0
26. 您集中精力困难吗？	1	0
27. 您早晨起来很快活吗？	0	1
28. 您希望避开聚会吗？	1	0
29. 您做决定很容易吗？	0	1
30. 您的头脑像往常一样清晰吗？	0	1

注：1. 其中有 10 条（1、5、7、9、15、19、21、27、29、30）用反序计分（"否"表示有抑郁），其中有 20 条（2、3、4、6、8、10、11、12、13、14、16、17、18、20、22、23、24、25、26、28）用正序计分（"是"表示有抑郁）。

2. 每一项回答抑郁得 1 分。Brink 建议用 9～14 分作为存在抑郁的界限分。

3. 其中 0～9 分为正常，即无抑郁症，10～20 分显示轻度抑郁，21～30 分为中重度抑郁。

表 3-2　老年抑郁评估量表（GDS-15）

姓名（　　　）性别（　　　）出生日期（　　　）职业（　　　）文化程度（　　　）

选择最切合您最近一周来的感受的答案	是	否
1. 您对生活基本上满意吗？	0	1
2. 您是否常感到厌烦？	1	0
3. 您是否常常感到无论做什么都没有用？	1	0
4. 您是否比较喜欢在家里而较不喜欢外出及不喜欢做新的事情？	1	0
5. 您是否感到您现在生活得没有价值？	1	0
6. 您是否减少很多活动和嗜好？	1	0

选择最切合您最近一周来的感受的答案	是	否
7. 您是否觉得您的生活很空虚？	1	0
8. 您是否大部分时间精神都很好？	0	1
9. 您是否害怕将有不幸的事情发生在您身上？	1	0
10. 您是否大部分时间都感到快乐？	0	1
11. 您是否觉得您比大多数人有较多记忆的问题？	1	0
12. 您是否觉得"现在还能活着"是很好的事情？	0	1
13. 您是否觉得精力充沛？	0	1
14. 您是否觉得您现在的情况是没有希望？	1	0
15. 您是否觉得大部分人都比您幸福	1	0

注：1. 其中有 5 条（1，8，10，12，13）用反序计分（回答"否"为抑郁），10 条（2，3，4，5，6，7，9，11，14，15）用正序计分（回答"是"为抑郁）。

2. 每项表示抑郁的回答得 1 分。Brink 建议用 5～9 分作为存在抑郁的界限分。

3. 其中 1～4 分为正常，即无抑郁症，5～9 分可能患有抑郁症，≥10 分为抑郁症，再结合临床表现及进一步检测汉密尔顿抑郁评估量表指导分度。另一简便的判定方法为 1～5 条得分≥2 分异常，可做进一步检测。

表 3-3　老年抑郁评估量表（GDS-5）

姓名（　　　）性别（　　　）出生日期（　　　）职业（　　　）文化程度（　　　）

选择最切合您最近一周来的感受的答案	是	否
1. 您对生活基本上满意吗？	0	1
2. 您是否常感到厌烦？	1	0
3. 您是否常常感到无论做什么都没有用？	1	0
4. 您是否比较喜欢在家里而较不喜欢外出及不喜欢做新的事情？	1	0
5. 您是否感到您现在生活得没有价值？	1	0

注：≤1 分为正常；≥2 分为抑郁情形。

做一做：请根据表 1 为案例中的王奶奶进行评定。

案例中王奶奶经过评定老年抑郁评估量表（GDS-30）得分为 16 分属于轻度抑郁。考虑王奶奶的抑郁与退休后交际圈子变窄，配偶的意外去世等有关。需要根据个人情况进行个性化的干预。

步骤四 对抑郁症进行干预

1. 心理干预

健康管理师要与老年人家属建立联系，随时收集老年人的信息，如果发现老年人存在不良情绪，要及时进行安慰和劝解，鼓励老年人的家属与其同住，多关心老年人的生活和精神层面。

2. 安全意识

患有抑郁症的老年人，我们要随时观察病情，如果发现老年人有自杀的动机和行为要及时制止，深入了解老年人的内心状况，耐心倾听，让老年人说出内心的想法，以便宣泄情绪。平时在生活中，要注意隐藏危险物品，比如锐利的刀剪等。

3. 关注老年人用药

老年人常常合并多种慢性病，需要服用多种药物，我们应该指导老年人合理用药，注意观察药物的效果和不良反应。

4. 鼓励老年人与社会互动

我们要鼓励那些退休后有抑郁倾向的老年人，多多培养自己的兴趣爱好，不要与社会脱节，坚持学习，参加力所能及的社会活动，注意锻炼身体。

 试一试： 请你根据案例中王奶奶的症状为她制订干预计划。

王奶奶症状	计划
1. 情感障碍 2. 睡眠障碍 3. 躯体症状 4. 意志和行为障碍	1. 王奶奶存在情感障碍，我们要为她进行心理干预，及时进行安慰与劝解。 2. 王奶奶存在睡眠障碍，一方面我们要对王奶奶进行心理安慰，另一方面遵医嘱合理用药。 3. 王奶奶存在躯体症状，一方面我们要对王奶奶的心理状况进行开导，另一方面指导王奶奶遵医嘱用药。 4. 王奶奶存在意志和行为障碍，我们既要对王奶奶进行心理劝解，又要指导王奶奶培养自己的爱好，多与社会互动。

65. 适合老年人的听力保健操

【任务评价】 ▶▶▶

任务考核评价表

班级：		姓名：	学号：
序号	考核项目内容	答案	
1	抑郁症定义		

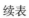

班级：		姓名：	学号：
序号	考核项目内容	答案	
2	抑郁症的表现		
3	抑郁症的危险因素		
4	抑郁症的干预方法		

（刘文君）

任务二
老年人焦虑症的健康管理

【任务导入】▶▶▶

李奶奶，今年70岁，丧偶，与女儿同住，为初中文化程度，性格内向，做事胆小慎微，6个月前李奶奶出现心悸、失眠、疲乏、对外界事物兴趣降低，对没有发生的事情担忧，害怕不幸的事情发生，心情烦躁、注意力不集中，易怒，2个月前，李奶奶出现阵发性呼吸急促、胸闷、多汗等全身多处不适症状，女儿带她去医院看病，身体检查均不能解释李奶奶的症状。面对这种情况，应该如何进行心理健康管理？

【任务目标】▶▶▶

对焦虑症的老人进行个性化健康管理。

【任务分析】▶▶▶

我们平时所说的焦虑是一种情绪，是人们在遇到特定情境时所产生的一种情绪反应，属于正常焦虑。焦虑症是一种心理疾病，又称为焦虑性神经症，主要分为慢性焦虑症（广泛性焦虑症）、急性焦虑症（发作性惊恐状态），患者持续或者突发恐惧、紧张、害怕等情绪，经常伴有头晕、心悸、呼吸困难等症状。老年人经常会出现焦虑，要完成对这部分老年人的心理健康管理，首先要进行基础知识的认知，为后续的健康管理奠定基础。

【任务实施】▶▶▶

步骤一　收集健康信息并建立健康档案

收集老年人的基本资料，包括个人基本资料，性别、年龄、个人经历、目前心理情况、主要表现、既往病史、实验室检查结果等。其中焦虑症形成的因素是比较复杂的，它与每个人的病理生理情况、社会心理状况和自己的性格特点有着密切的关系。主要表现包括以下几个方面。

（1）情绪障碍。急性焦虑症通常发作时以慌张不安和惊恐为主要表现，持续几分钟或者几小时，一般一段时间后就趋于缓解，时间不长。慢性焦虑症的患者比较敏感、易怒，注意力不集中，爱生气，有时伴有腹胀、恶心等症状。

（2）自主神经功能失调。主要表现为交感神经兴奋，比如心悸、口干、易怒、好发脾气等。

（3）运动性不安。表现为坐立不安，来回踱步走，眉头紧皱，头痛、四肢震颤等症状。焦虑容易引起老年人血压升高而诱发心脑血管意外，需要引起关注。

 做一做： 请收集案例中的李奶奶出现了哪些表现？

案例中的李奶奶 6 个月前出现了注意力不集中、易怒等症状，说明李奶奶存在情绪障碍；李奶奶经常出现心悸、口干等交感神经兴奋症状，说明李奶奶存在自主神经功能失调。

步骤二 健康信息监测

通过收集基本信息，寻找老年人焦虑症发生的危险因素。焦虑症的危险因素主要和以下几个方面有关。

1. 遗传因素

研究发现，患有焦虑症的家族中，其他人发生焦虑症的概率比较大，血缘亲属中发病率为 15%，因此有人认为焦虑症是遗传因素和环境因素共同造成的。

2. 生物学因素

焦虑症患者发病的基础是交感和副交感神经的兴奋，伴有肾上腺素和去甲肾上腺素的释放。

3. 性格特征

焦虑症患者性格表现为自卑，缺乏自信心，胆小怕事，谨小慎微，对较轻的挫折便感觉过度紧张、敏感。

4. 心理因素

病人如果有轻微的挫折和不满等精神因素也可诱发焦虑症的产生。

试一试： 寻找案例李奶奶焦虑症的危险因素有哪些？

李奶奶性格内向，胆小慎微，再加上丧偶对她的打击，这些都是导致李奶奶发生焦虑症的危险因素。

步骤三 对老年人的心理健康进行评估

评估老年人的焦虑状态，我们可以采用焦虑自评量表（表 3-4）、状态 - 特质焦虑量表（表 3-5）。焦虑自评量表采取四级评分，其中 1，2，3，4 分别代表没有或很少时间、有时、经常、总是如此。然后根据最近一周的实际情况，分别在相应的分数下划 √。

表 3-4　焦虑自评量表

选择最切合您最近一周来的感受的答案	1 2 3 4
1. 我觉得比平时容易紧张和着急（焦虑）	1 2 3 4
2. 我无缘无故地感到害怕（害怕）	1 2 3 4
3. 我容易心里烦乱或觉得惊恐（惊恐）	1 2 3 4
4. 我觉得我可能将要发疯（发疯感）	1 2 3 4
5. 我觉得一切都很好，也不会发生什么不幸（不幸预感）	1 2 3 4
6. 我手脚发抖打颤（手足颤抖）	1 2 3 4
7. 我因为头痛、颈痛和背痛而苦恼（躯体疼痛）	1 2 3 4
8. 我感觉容易衰弱和疲劳	1 2 3 4
9. 我觉得心平气和并且容易安静坐着（静坐不能）	1 2 3 4
10. 我觉得心跳得快（心悸）	1 2 3 4
11. 我因为一阵阵头晕而苦恼（头昏）	1 2 3 4
12. 我有晕倒发作，或觉得要晕倒似的（晕厥感）	1 2 3 4
13. 我呼气吸气都感到很容易（呼吸困难）	1 2 3 4
14. 我手脚麻木和刺痛（手足刺痛）	1 2 3 4
15. 我因胃痛和消化不良而苦恼（胃痛或消化不良）	1 2 3 4
16. 我常常要小便（尿意频数）	1 2 3 4
17. 我的手常常是干燥温暖的（多汗）	1 2 3 4
18. 我脸红发热（面部潮红）	1 2 3 4
19. 我容易入睡并且一夜睡得很好（睡眠障碍）	1 2 3 4
20. 我做噩梦（噩梦）	1 2 3 4

注：先算出标准分：总分 ×1.25。划界分为 50 分。50 ～ 59 分为轻度焦虑；60 ～ 69 分为中度焦虑；69 分以上为重度焦虑。

表 3-5　状态 - 特质焦虑量表

请阅读下面每一条陈述，然后选出最符合你此刻想法的选项。

选择最切合您最近一周来的感受的答案	①②③④
1. 我感到心情平静	①②③④

选择最切合您最近一周来的感受的答案	①②③④
2. 我感到安全	①②③④
3. 我是紧张的	①②③④
4. 我感到紧张束缚	①②③④
5. 我感到安逸	①②③④
6. 我感到烦乱	①②③④
7. 我现在正烦恼，感到这种烦恼超过可能的不幸	①②③④
8. 我感到满意	①②③④
9. 我感到害怕	①②③④
10. 我感到舒适	①②③④
11. 我有自信心	①②③④
12. 我觉得神经过敏	①②③④
13. 我极度紧张不安	①②③④
14. 我优柔寡断	①②③④
15. 我是轻松的	①②③④
16. 我感到心满意足	①②③④
17. 我是烦恼的	①②③④
18. 我感到慌乱	①②③④
19. 我感觉镇定	①②③④
20. 我感到愉快	①②③④
21. 我感到愉快	①②③④
22. 我感到神经过敏和不安	①②③④
23. 我感到自我满足	①②③④
24. 我希望能像别人那高兴	①②③④
25. 我感到我像衰竭一样	①②③④
26. 我感到很宁静	①②③④
27. 我是平静的、冷静的和泰然自若的	①②③④

选择最切合您最近一周来的感受的答案	①②③④
28. 我感到困难——堆积起来，因此无法克服	①②③④
29. 我过分忧虑一些事，实际这些事无关紧要	①②③④
30. 我是高兴的	①②③④
31. 我的思想处于混乱状态	①②③④
32. 我缺乏自信心	①②③④
33. 我感到安全	①②③④
34. 我容易做出决断	①②③④
35. 我感到不合适	①②③④
36. 我是满足的	①②③④
37. 一些不重要的思想总缠绕着我并打扰我	①②③④
38. 我产生的沮丧是如此强烈，以致我不能从思想中排除它们	①②③④
39. 我是一个镇定的人	①②③④
40. 当我考虑我目前的事情和利益时，我就陷入紧张状态	①②③④

注：1. 状态焦虑量表包括1～20题。状态焦虑一般描述短暂的不愉悦的情绪，如紧张、恐惧等。特质焦虑量表包括21～40题。特质焦虑通常描述一个人的情绪体验。其中状态焦虑①②③④分别表示完全没有、有些、中等程度、非常明显。特质焦虑①②③④分别表示几乎没有、有些、经常、几乎总是如此。

2. 其中题目1、2、5、8、10、11、15、16、19、20、21、23、24、26、27、30、33、34、36、39按反序计分。总分为状态焦虑和特质焦虑量表分数之和，最小值为20分，最大值为80分，某量表上的得分越高，反映受试者该方面的焦虑水平越高。

做一做：请用这两个量表为案例中的李奶奶进行评定。

案例中李奶奶经过评定焦虑自评量表得分为65分属于中度焦虑。状态－特质焦虑量表评分为60分，分数较高，反映了李奶奶焦虑水平也较高。综合考虑李奶奶的焦虑与自己的性格以及配偶去世有关，符合老年人焦虑症的表现。需要根据个人情况进行个性化的干预。

步骤四 对焦虑症进行干预

1. 评估焦虑，促进倾诉

当发现老年人出现焦虑情绪时，我们应该使用适当的沟通技巧和老年人进行交谈，通过交谈，让老年人表达出内心的想法和疑惑，了解焦虑的原因，其实老年人在诉说的同时，也是在宣泄。

2. 安抚情绪

当老年人出现来回踱步、沉默、不爱说话、注意力不集中等焦虑症状时，我们应该尊重老年人的应对方式。当老年人出现不良的应对方式，如摔东西、苦恼等时，我们应帮助老年人克服。健康管理师要爱护老年人，态度亲切，运用相关沟通技巧使老年人放松。

3. 合理应对

我们要站在老年人的角度，采取相应的方式减轻患者的焦虑情绪，常用的方法有深呼吸放松法、凝神法等。

深呼吸放松法：我们告诉老年人取一个令自己舒适的坐姿，闭上眼睛，缓慢地用鼻子吸气，可以在心里默念四个字，然后憋气，憋气的时间也可以再默数四个字，然后慢慢地用嘴呼气，在心里默数八个字，并在呼气的同时放松肌肉。

凝神法：患者静坐后反复默念一个单词，如"松""静"等，同时放松全身肌肉，以此来集中意念，从而达到松弛的目的。

4. 协助处理生活问题

我们可以告诉老年人平时多参加社会活动，如果遇到不开心的事情，多与身边人交流，充分发挥社会支持系统的作用，帮助老年人参加适当的文娱、消遣活动，提高心理调节能力。

5. 遵医嘱使用抗焦虑药

健康管理师应该告诉老年人药物的不良反应，嘱咐老年人按时服药。

试一试： 请你根据案例中李奶奶的症状为她制定干预计划。

李奶奶症状	计划
1. 情绪障碍 2. 自主神经功能失调	1. 李奶奶存在情绪障碍，一方面我们应该使用适当的沟通技巧与李奶奶进行交谈，缓解她的焦虑情绪，另一方面采用一些方法如呼吸放松法、凝神法等使李奶奶放松下来。 2. 李奶奶存在自主神经功能失调，我们要对她进行心理安慰，教她使用放松技巧，合理指导李奶奶遵医嘱用药。

66. 适合老年人的颈椎操

【任务评价】▶▶▶

任务考核评价表

班级：		姓名：		学号：	
序号	考核项目内容		答案		
1	焦虑症的定义				

班级：		姓名：	学号：
序号	考核项目内容	答案	
2	焦虑症的表现		
3	焦虑症的危险因素		
4	焦虑症的干预方法		

（刘文君）

任务三
老年人离退休综合征的健康管理

【任务导入】▶▶▶

老王，是一名刚退休的国家机关干部，退休后很不习惯，每日仍然匆匆吃完早饭，拎着公文包去上班，被老伴反复提醒后，才恍然大悟，一脸茫然地坐在沙发上，情绪一落千丈。如此反复半年之后老王像变了一个人，目光呆滞，觉得自己一无是处，天天待在家里不愿出门，血糖忽高忽低。面对这种情况，应该如何进行心理健康管理？

【任务目标】▶▶▶

能为退休综合征的老人进行健康管理。

【任务分析】▶▶▶

离退休综合征是指老年人由于离退休后不能适应新的社会角色、生活环境和生活方式的变化而出现的焦虑、抑郁、悲哀、恐惧等消极情绪，或因此产生偏离常态行为的一种适应性心理障碍。

离休和退休是老年人生活中的一次重大变动，离退休后老年人在生活内容、生活节奏、社会地位、人际交往等各个方面都会发生很大变化。如果老年人不能适应这些变化，就会出现心理障碍。往往还会引发其他生理疾病，影响身体健康。要完成对这部分老年人的心理健康管理，首先要进行离退休综合征基础知识的认知，为后续的健康管理奠定基础。

【任务实施】▶▶▶

步骤一　收集健康信息并建立健康档案

收集老年人的基本资料，包括个人基本资料，性别、年龄、退休前从事职业、目前心理情况、主要表现、既往病史、实验室检查结果等。其中离退休综合征形成的因素是比较复杂的，它与每个人的个性特点、生活形态和人生观有着密切的关系。主要表现包括以下几个方面。

（1）无力感。老年人不愿离开工作岗位，认为自己还有工作能力，面对"岁月不饶人"的现实，老年人常感无奈和无力。

（2）无用感。在离退休前，一些人事业有成，受人尊敬，一旦退休，由有用转为无用，老年人心理上便会产生巨大的失落感。

（3）无助感。离退休后，老年人离开了原有的社会圈子，社交范围狭窄了，朋友变少了，孤独感油然而生，要适应新的生活模式往往使老年人感到不安、无助和无所适从。

（4）无望感。对于未来感到失望甚至绝望。加上身体的逐渐老化，疾病的不断增多，有的老年人甚至觉得已经走到生命的尽头，产生自杀的念头。

做一做：请收集案例中的老王退休后出现了哪些表现？

案例中的老王退休后仍然每日拎着公文包去上班，不愿离开原来的工作岗位存在典型的无力感。天天待在家里不愿出门，觉得自己一无是处，不愿意与人交往，存在无助感、无用感。血糖忽高忽低，目光呆滞，对生活无望。这是典型的离退休综合征的表现。

步骤二 健康信息监测

通过收集基本信息，寻找老年人离退休综合征发生的危险因素。离退休综合征的危险因素主要和以下几个方面有关。

1. 个性特点

平时工作繁忙、事业心强、严谨的人易患离退休综合征，这些人过去每日都紧张忙碌，退休后突然无事可干，短时间内很难适应。平时工作比较清闲、要求不高的人，因为离退休前后的生活节奏变化不大，所以不容易出现心理异常反应。

2. 人际关系

人际交往不良，不善交际，朋友少或者没有朋友的人也容易引发离退休障碍，这些老年人经常感到孤独、苦闷，烦恼无处倾诉，情感需要得不到满足；相反，老年人如果人际交往广，又善于结交新朋友，心境就会变得比较开阔，心情开朗，消极情绪就不易出现。

3. 职业性质

离退休的领导干部易患离退休综合征，这些人离退休前一般具有较高的社会地位和广泛的社会联系。生活的重心是事业和单位，离退休之后社会联系中断，生活重点转为家庭琐事，容易产生心理落差。

4. 兴趣爱好

退休前无特殊爱好的人容易发生离退休综合征，因为退休后生活变得枯燥乏味，无所事事。那些退休前有广泛爱好的老年人则不同，工作重担卸下后，他们可以充分享受各种爱好所带来的生活乐趣。

5. 性别差异

男性比女性更难适应离退休的落差。男性退休后，活动范围由家外转向家内，而女性一般退休前家内即是主要活动范围，不存在明显的转换，所以男性更难以维持退休后的心理平衡而导致离退休综合征的发生。

試一試： 寻找导致案例中老王离退休综合征的危险因素有哪些？

个性特点，老王退休前是干部，事业心强、工作认真，退休后生活节奏变化较大，短时间之内难以适应。作为干部，退休前受人尊敬，与人交往较多，退休后一下离开原来的工作环境，每日待在家中，无事可做，心理落差较大。这些都是导致老王心理难以适应的原因。

步骤三 对老年人的心理健康进行评估

对案例中老年人心理健康评估着重在情绪情感方面，对情绪情感的评估应采用多种方法综合运用，包括生活学评估、会谈、观察、评定量表测验等。其中运用评定量表评估是比较客观的方法。常用的如焦虑自评量表（SAS）和抑郁自评量表（SDS）（表 3-6 和表 3-7）。

表 3-6　焦虑自评量表（SAS）

【要求】 1.独立的、不受任何人影响的自我评定。 2.评定的时间范围，应强调是"现在或过去一周"。3.每次评定一般可在 10min 内完成。

1. 我觉得比平时容易紧张或着急	（A）（B）（C）（D）
2. 我无缘无故感到害怕	（A）（B）（C）（D）
3. 我容易心里烦乱或感到惊恐	（A）（B）（C）（D）
4. 我觉得我可能将要发疯	（A）（B）（C）（D）
*5. 我觉得一切都很好	（A）（B）（C）（D）
6. 我手脚发抖、打颤	（A）（B）（C）（D）
7. 我因为头疼、颈痛和背痛而苦恼	（A）（B）（C）（D）
8. 我觉得容易衰弱和疲乏	（A）（B）（C）（D）
*9. 我觉得心平气和并且容易安静坐着	（A）（B）（C）（D）
10. 我觉得心跳得很快	（A）（B）（C）（D）
11. 我因为一阵阵头晕而苦恼	（A）（B）（C）（D）
12. 我有晕倒发作或觉得要晕倒似的	（A）（B）（C）（D）
*13. 我吸气呼气都感到很容易	（A）（B）（C）（D）
14. 我的手脚麻木和刺痛	（A）（B）（C）（D）
15. 我因为胃痛和消化不良而苦恼	（A）（B）（C）（D）
16. 我常常要小便	（A）（B）（C）（D）
*17. 我的手脚常常是干燥温暖的	（A）（B）（C）（D）

続表

18. 我脸红发热	（A）（B）（C）（D）
*19. 我容易入睡并且一夜睡得很好	（A）（B）（C）（D）
20. 我做噩梦	（A）（B）（C）（D）

注：焦虑自评量表含有20个项目，分为4级评分，主要评定项目所定义的症状出现的频度，其标准为"1"没有或很少时间有，"2"小部分时间，"3"相当多时间，"4"绝大部分时间或全部时间。

说明：正向计分题A、B、C、D按1、2、3、4分计；反向计分题按4、3、2、1分计。反向计分题号用"*"标注：5、9、13、17、19。SAS适用于具有焦虑症状的成年人。评定时须根据最近一星期的实际情况来回答。一般来说，焦虑总分低于50分者为正常；50～60分者为轻度，61～70分者是中度，70分以上者是重度焦虑。

表 3-7　抑郁自评量表（SDS）

指导语：以下列出了有些人可能会有的问题，请仔细地阅读每一条，然后根据最近一周内下述情况影响您的实际感觉，在每个问题后标明该题的程度得分。

序号　项目	题目选择				
	偶尔	有时	经常	持续	得分
1. 我感到情绪沮丧、郁闷	□	□	□	□	
*2. 我感到早晨心情最好	□	□	□	□	
3. 我要哭或想哭	□	□	□	□	
4. 我夜间睡眠不好	□	□	□	□	
*5. 我吃饭像平时一样多	□	□	□	□	
*6. 我的性功能正常	□	□	□	□	
7. 我感到体重减轻	□	□	□	□	
8. 我为便秘烦恼	□	□	□	□	
9. 我的心跳比平时快	□	□	□	□	
10. 我无故感到疲劳	□	□	□	□	
*11. 我的头脑像往常一样清楚	□	□	□	□	
*12. 我做事像平时一样不感到困难	□	□	□	□	
13. 我坐卧不安，难以保持平静	□	□	□	□	
*14. 我对未来感到有希望	□	□	□	□	
15. 我比平时更容易激怒	□	□	□	□	
*16. 我觉得决定什么事很容易	□	□	□	□	
*17. 我感到自己是有用的和不可缺少的人	□	□	□	□	

序号　项目	题目选择				
	偶尔	有时	经常	持续	得分
*18. 我的生活很有意义	☐	☐	☐	☐	
19. 假若我死了别人会过得更好	☐	☐	☐	☐	
*20. 我仍旧喜爱自己平时喜爱的东西	☐	☐	☐	☐	

评估方法：每个项目评分方法按 1、2、3、4（正性陈述），或 4、3、2、1（负性陈述，表中带 * 号者）四级评分，记在表格评定栏。评定完后将 20 项评分相加，得总分，然后乘以 1.25，取其整数部分，即得标准总分。正常人总分值在 50 分以下，50~59 分轻度抑郁；60~69 分中度抑郁；70~79 分重度抑郁。

做一做： 请用这两个量表为案例中的老王进行评定。

案例中老王经过评定 SAS 得分为 63 分，属于中度焦虑。SDS 评分为 68 分，属于中度抑郁。综合考虑老王的焦虑、抑郁均与离退休有关，属于典型的离退休综合征。需要根据个人情况进行个性化的干预。

步骤四 对离退休综合征进行干预

离退休是人生的一个重要转折，离退休导致老年人社会角色的转变，老年人应该努力适应离退休所带来的各种变化，实现离退休社会角色的转换。通常有以下几种方法。

1. 调整心态，顺应规律

衰老是不以人的意志为转移的客观规律，离退休也是不可避免的。这既是老年人应有的权利，也是国家赋予老年人安度晚年的一项社会保障制度，离退休后，要坚定美好的信念，将离退休生活视为另一种绚丽人生的开始，重新安排自己的工作、学习和生活，做到老有所为、老有所学、老有所乐。

2. 发挥余热，重归社会

离退休老年人如果体格壮健、精力旺盛又有一技之长的，可以积极寻找机会，做一些力所能及的工作。一方面发挥余热，为社会继续做贡献，实现自我价值；另一方面使自己精神上有所寄托，使生活充实起来，增进身体健康。

3. 善于学习，渴求新知

"活到老，学到老"，学习促进大脑的使用，使大脑越用越灵活，延缓智力的衰退；老年人要通过学习来更新知识，树立新观念，跟上时代的步伐。

4. 培养爱好，寄托精神

许多老年人在退休前已有业余爱好，只是工作繁忙无暇顾及，退休后正可利用闲暇时间充分享受这一乐趣。即便先前没有特殊爱好的，退休后也应该有意识地培养一些，以丰富和充实自己的生活。写字作画，既陶冶情操，又可锻炼身体；种花养鸟也是一种有益活动，鸟语花香别有一番情趣。另外，跳舞、气功、打球、下棋、垂钓等活动都能使参加者益智怡情，增进身心健康。

5. 扩大社交，排解寂寞

退休后，老年人的生活圈子缩小，但老年人不应自我封闭，不仅应该努力保持与旧友的关系，更应该积极主动地去建立新的人际网络。良好的人际关系可以开拓生活领域，排解孤独寂寞，增添生活情趣。在家庭中，与家庭成员间也要建立协调的人际关系，营造和睦的家庭气氛。

6. 生活自律，保健身体

老年人的生活起居要有规律，离退休后也可以给自己制订切实可行的作息时间表，早睡早起，按时休息，适时活动，适应这种新的生活节奏。同时要养成良好的饮食卫生习惯，戒除有害于健康的不良嗜好，采取适合自己的休息、运动和娱乐的形式，建立起以保健为目的的生活方式。

7. 必要的药物和心理治疗

老年人出现身体不适、心情不佳、情绪低落时，应该主动寻求帮助，切忌讳疾忌医。对于患有严重的焦躁不安和失眠的离退休综合征的老年人，必要时可在医师的指导下适当服用药物，以及接受心理治疗。

试一试： 请给案例中的老王制订一个日计划，丰富老王的退休生活。

时间	安排
7：00	起床
7：30	早餐
8：00	打扫卫生
9：00	写字、书法、打太极
10：00	老年大学学习
11：00	回家吃饭
12：00	饭后做操 30min
13：00	午休 30min
14：00	约朋友出去活动或者到社区做义工
17：00	回家做饭
18：00	广场舞 30min
19：00	读书看报
20：00	睡觉

【任务评价】▶▶▶

任务考核评价表

班级：		姓名：	学号：

序号	考核项目内容	答案
1	离退休综合征的定义	
2	离退休综合征的表现	
3	离退休综合征的危险因素	
4	离退休综合征的干预方法	

参 考 文 献

［1］ 黎壮伟，张广丽.健康管理 PBL 教程.北京：化学工业出版社，2020.

［2］ 冯晓丽.老年健康管理师实务培训［M］.北京：中国劳动社会保障出版社，2014.

［3］ Sinclair A, Saeedi P, Kaundal A, et al.Diabetes and global ageing among 65-99-year-old adults: Findings from the International Diabetes Federation Diabetes Atlas, 9（th）edition[J]. DiabetesRes Clin Pract, 2020, 162: 108078. DOI: 10.1016/j.diabres.2020.108078.

［4］ 陈灏珠，钟南山，陆再英.内科学［M］.9 版.北京：人民卫生出版社，2018.

［5］ 诸葛毅，王小同，俎德玲.慢性阻塞性肺疾病社区管理实务.浙江大学出版社。

［6］ 程长.中文版状态-特质焦虑量表的测量等值性研究［J/OL］.中国临床心理学杂志，2021（1）：68-73.

［7］ 王晓琴，王功伍.帕金森病危险因素的研究进展［J］.医学综述，2012，18（22）：3789-3791.

［8］ 冯涛.解读中国帕金森病治疗指南［J］.中国实用内科杂志，2010，30（11）：986-988.

［9］ 胡盛寿，高润霖，刘力生等.《中国心血管病报告 2018》概要［J］.中国循环杂志，2019，34（3）：209-220.

［10］ 中国心血管病风险评估和管理指南编写联合委员会.中国心血管病风险评估和管理指南［J］.中国循环杂志，2019，34（1）：4-28.

［11］ 刘成玉.健康评估［M］.4 版.北京：人民卫生出版社，2020.

［12］ 胡忠亚.临床医学概要［M］.2 版.北京：人民卫生出版社，2020.

［13］ 刘秀芳，周郁秋.运动测量方法在高尿酸血症病人中的应用及运动干预效果的影响因素［J］.护理研究，2019，33（1）：78-82.

［14］ 国家统计局.中华人民共和国 2019 年国民经济和社会发展统计公报［EB/OL］.2020-02-28.